中医药国际传播的初步探索与战略解读

刘晨曦　李永强　著

U0304726

中医古籍出版社
Publishing House of Ancient Chinese Medical Books

图书在版编目（CIP）数据

中医药国际传播的初步探索与战略解读 / 刘晨曦，
李永强著 . —北京：中医古籍出版社，2023.10
ISBN 978-7-5152-2591-3

Ⅰ . ①中… Ⅱ . ①刘… ②李… Ⅲ . ①中国医药学—
文化传播—研究 Ⅳ . ① R2-05

中国版本图书馆 CIP 数据核字（2022）第 200744 号

中医药国际传播的初步探索与战略解读

刘晨曦 李永强 著

责任编辑 张 磊
文字编辑 车佳欣
封面设计 蔡 慧
出版发行 中医古籍出版社
社 址 北京市东城区东直门内南小街 16 号（100700）
电 话 010-64089446（总编室） 010-64002949（发行部）
网 址 www.zhongyiguji.com.cn
印 刷 北京市泰锐印刷有限责任公司
开 本 850mm×1168mm 1/32
印 张 6.125
字 数 118 千字
版 次 2023 年 10 月第 1 版 2023 年 10 月第 1 次印刷
书 号 ISBN 978-7-5152-2591-3
定 价 28.00 元

序言一

　　中医药国际传播历史悠久。进入新的历史时期，加快开展国际传播的政策研究与战略研究，具有时代的迫切性与重要性。就迫切性言，从大唐盛世中国人有规模的海外定居算起，中医药国际传播可以说已经有一千多年的历史。由于中医药是中华民族生活方式的重要构成部分，它伴随着华侨的兴盛而传播发展。随着中国与世界各地的商品贸易逐步繁荣、丝绸之路贸易的发展，中医药即随着贸易的国际化发展而传播至世界各地。从最初的中医药融入海外华侨的生活、成为日常生活的重要内容、个人健康维护的方式、诊疗手段，到中药材的贸易、药店的兴办，再到中医诊所的开办发展，中医药的国际传播逐步成为各类国际传播中的一种重要业态。近百年来，随着中国人海外定居数量的增加，中医药国际传播已由以往的华侨华人个人传播、家族传播，逐步发展为有组织、有规模的集体传播，特别是中国改革开放以来，中医药国际化日益广泛、国际传播深度日趋深入，中医药迎来了真正意义上的国际传播，中医药学科的来华留学生一度占据自然科学学科的首位，研究的迫切性不言而喻。目前，中医药已传播到全球196个国家和地区，全球接受中医药服务的患者已达60余亿人次。为更好地促进中医药国际传播发展，国家中医药管理局先后制定了中医药国际化发展规划及中医药高质量融入共建"一带一路"发展规划。进入新时代，随着中华传统文化软实力的提升、人类命运共同体和人类卫生健康共同体的推进，中医药国际传播迎来了新的历史机遇，开展中医药国际传播的研究的重要性也是显而易见的。

有鉴于此，刘晨曦、李永强博士的新作《中医药国际传播的初步探索与战略解读》，从中医药国际传播的战略定位、基本内容、现实困境、发展趋势、路径设想等五个方面，对中医药国际传播进行了深入探讨，论述全面、视野宽广，为中医药国际化发展提供了有益的理论依据与现实路径。中医药国际传播，是近现代人类文明史的重要组成部分，虽然从文明交流来看，它的传播更多的是单向传播，但正是因为这种特殊的传播方向及其普惠人类健康的特定传播内容，更显现出它的独特魅力和持久的生命力，刘晨曦、李永强博士的探索具有积极的现实意义与历史意义。

是以为序。

中国中医科学院　苏庆民

二〇二二年八月十日

序言二 ❁

    中医药国际传播是基于中医药传承创新发展并进行全球推广的必然进程。中医药国际传播的相关研究，是立足于中医药管理与国际传播等相关领域的跨学科综合性研究。本书关于中医药国际传播的初步探索，是依托当前中医药全球推广的现实与中国对外交往的发展态势给予的相应评估与论证。

    身处百年未有之大变局之中，中国正在积极塑造与世界的关系；人类命运共同体的提出为中国与世界的关系发展确立了相当有效的发展态势，世纪疫情的暴发加速推进百年未有之大变局演变进程。围绕新型冠状病毒肺炎疫情的应对，较之美西方国家，中国已经在相当程度上展现了在国家治理体系和治理能力现代化中相对有效的优势。在这一背景下，中医药全球推广构成这一优势具体化的表现。与之密切相关的是中医药国际传播的落实与完善，在百年未有之大变局与世纪疫情相互交织的背景下，将展现中国对于全世界、全人类的贡献。

    本书是以中医药国际传播作为研究对象，同时作为中医药管理相关研究的延伸，具有明显的跨学科交叉研究属性。本研究最具有典型性的创新性意义在于，为弥补当前中国国内中医药国际传播的研究空白做了积极的努力与创设了有利的条件。中医药国际传播的相关研究密切结合当前加强和改进国际传播工作的相关需求与基本现实，构成本书掌握当前中医药国际传播基本态势的指导纲领。同时，结合中医药高质量融入共建"一带一路"的相关现实，相应的中医药国际传播实践为本书的研究提供了更为具体的案例。

在本书关于中医药国际传播的初步探索的研究中，笔者立足于加强国际传播能力建设在中医药管理领域的现实需求与发展趋势，给予了相对全面与深入的探讨。同时，本书的研究也密切关注到中医药文化海外传播这一指导理念的落实。

同时，笔者针对中医药国际传播的战略解读，意在重视中医药国际传播的相关工作体系与评价体系建设。工作体系、评价体系的确立构成当前与未来中医药国际传播研究的基本格局与发展脉络，对于未来中医药国际传播研究的深入、加强和改进国际传播的相关工作具有重要且典型的示范意义。

本书明确提出加强国家中医药管理局、中国中医科学院在中医药国际传播中发挥的战略性作用。在中医药国际传播的实现、发展与完善的过程中，建议形成以国家中医药管理局为核心的中医药国际传播工作体系，同时形成兼顾中医药管理、研究部门与相应的国际传播机构之间的更为有效的工作关联。关于中医药国际传播的评价，建议将国家中医药管理局指导下中国中医科学院等相关智库机构作为评价主体，兼顾与其他智库的战略协作，共同构成相应的工作体系。

未来可以预见的一段时期内，中医药国际传播可以作为中国在全球范围内国际传播相关战略博弈中争取与塑造相应的战略主导性态势的关键之一。在全球医疗卫生事业的整体发展中，中国理应发挥必要的领导性作用；在全球范围内，中国较之美西方国家已经展现出更为有效的战略性作用，中国应对新冠肺炎疫情的显著成就已经表明，中国的角色与贡献是不可缺失的。中医药国际传播的作用应当得到更为明确的彰显，同时围绕中医药国际传播的未来发展，本书的研究可以作为一种有益的尝试。

本书由刘晨曦统稿，主导全书的写作、编撰等全面工作；李永强参与第三、四、五章部分内容撰写与部分校对工作。

作　者
二〇二二年七月于北京

目 录 ❀

绪 论

　　中医药国际传播，是当前与未来"讲好中国故事、传播好中国声音"的典型性进程之一，也是不可或缺的内容之一。中医药是当前我国医疗卫生事业"走出去"且积极支持与充分助力人类卫生健康共同体的关键举措；相应的，中医药国际传播，在中医药"走出去"的过程中，具有关键性作用。中医药国际传播应强化必要的战略布局，同时积极落实必要的战略实践。

　　中医药国际传播的研究设计立足于当前中医药发展的整体态势和我国积极推动人类命运共同体建设的现实；探索与推进中医药国际传播的关键在于，结合加强和改进国际传播工作的现实与趋向，明确中医药国际传播的战略定位和基本内容，以此作为中医药国际传播的基础性内容；针对加强和改进国际传播工作的战略部署，以"构建中国话语和中国叙事体系"作为中医药国际传播的指导理念，积极解释中医药国际传播所具有的战略意义，作为中医药国际传播的核心内容；在相对复杂的国际战略博弈中，将中医药视为中国构建人类卫生健康共同体的中国主张、中国智慧、中国方案关键所在，作为中医药国际传播的目标导向；积极强化中医药国际传播，优化中国在全球医疗卫生相关战略互动中的态势并积极打造中国的优势，作为提升中国国际传播效能的支撑性举措。中医药，理应被视为中国与世界的关系发展中极为重要的环节之一，中医药国际传播应作为向国际社会展示中国中医药科学性、有效性的关键措施。

自 2021 年习近平总书记"5·31"讲话后，加强和改进国际传播工作正在得到相当明确的落实与完善；随着人类命运共同体的提出与推进，中医药国际传播之于当前中国国际传播工作的重要意义也随之得到彰显。关于中医药国际传播，从学理意义解读，多涉及中医药管理学、国际传播学，甚至国际关系学的跨学科研究，同时结合当前中医药"走出去"的现实与趋势；从现实意义解读，中医药国际传播的落实与相应的企业发展、中医药海外落地规划等存在着必要的关联。

应认识到的是中医药国际传播的落实与中医药海外推广之间的相辅相成关系。按照当前我国对于中医药全球推广的战略部署：将中医药纳入构建人类命运共同体和"一带一路"国际合作重要内容，实施中医药国际合作专项。推动中医中药国际标准制定，积极参与国际传统医学相关

规则制定 ①。这意味着中医药在全球范围的推广，落实在人类命运共同体和"一带一路"国际合作的整体规划中。与"实施中医药国际合作专项"密切相关的是中医药国际传播的落实。相应必要性表现为以下四个方面：

首先，要为中医药在全球范围内的有效推广提供必要的合法性宣介，推动更多的国家乃至国际社会认可中医药。从当前全球范围内的国际战略博弈态势解读，仅仅世界卫生组织或者部分国家认可中医药，对于有效落实中医药全球推广的作用是远远不够的。中医药全球推广的真正实现，理应借助中医药国际传播的落实与完善。

有必要强调的是，中医药全球推广与中医药国际传播之间的关系界定为：中医药全球推广是中医药国际传播的坚实基础，是不可或缺的重要条件；中医药国际传播又将充分助力中医药全球推广，中医药全球推广构成中医药国际传播相当重要的成果。围绕中医药国际传播的相关研究，客观上要立足于中医药全球推广的落实与优化。

其次，结合中医药国际合作项目的落实与完善，应争取相应的有效国际影响，尤其是实现对象国家舆论环境的认可。中医药国际合作项目的落地与完善，为更多国家乃至国际社会了解中医药提供了必要的契机。

---

① 新华社 . 中共中央 国务院关于促进中医药传承创新发展的意见［A/OL］.（2019-10-26）［2022-08-01］.http://www.gov.cn/zhengce/2019-10/26/content_5445336.htm.

结合共建"一带一路"倡仪，中医药已经在推进相应的战略部署。相应的战略规划定位为：推进中医药高质量融入共建"一带一路"，是推进健康丝绸之路建设的重要领域，是构建卫生合作伙伴关系的重要举措，是推进共建"一带一路"高质量发展的重要内容，也是推动构建人类卫生健康共同体的重要载体[①]。围绕这一战略规划定位，相应的中医药国际传播理应发挥更为有效的作用。在本书的研究设想中，中医药高质量融入共建"一带一路"构成中医药全球推广的至关重要的核心环节之一；相应的"一带一路"建设框架下中医药国际传播，也理应作为相应的国际传播工作实施重点得以强化。

再次，长期以来中医药的全球推广在相当程度上面临着或有意或无意的误解，也面临着美西方国家的有意敌视等，因而需要建构中医药在国际舆论斗争中的比较优势。由于全球范围内国际传播"西强我弱"的格局短时期内难以根本性改变，中医药国际传播应充分考虑应对这一格局。

但同时应重视的是，随着百年未有之大变局下中国不断走近世界舞台中心，中医药全球推广的落实意味着相应的中医药国际传播能够有效支持"西强我弱"的格局一定

[①] 国家中医药管理局 推进"一带一路"建设工作领导小组办公室. 关于印发《推进中医药高质量融入共建"一带一路"发展规划（2021—2025 年）》的通知：国中医药国际发［2021］6 号［A/OL］.（2021-01-15）［2022-08-01］.http://www.natcm.gov.cn/guohesi/zhengcewenjian/2022-01-15/24182.html.

程度上的改变。以中医药全球推广作为依托的中医药国际
传播能积极改善现有国际传播战略格局，尤其能够为中国
争取相应的话语权。

最后，应逐步建立中医药国际传播的工作体系、评价
体系等等。其中，中医药国际传播的工作体系的建立，要
求国家的中医药主管机构——国家中医药管理局应明确其
在这一体系中的核心地位；同时建立健全中医药国际传播
工作体系中媒体的作用，并落实更为有效的合作架构等等。
至于评价体系，更多地涉及发挥与中医药国际传播相关的
智库等作用，为中医药国际传播落实与发展中的话语权建
构提供不可或缺的支持。

中医药国际传播研究是弥补与充实当前中医药管理相
关研究的重要内容之一，可以为当前中国国际传播的研究
提供相应的分析与论证的依据、路径等等。同时，根据中
医药国际传播的拓展与优化，相应的国际传播部署在于：
第一，确立中医药国际传播的基本工作布局；第二，巩固
与提升中医药国际传播的工作实践；第三，依循中医药国
际传播的落实与完善，优化中医药在全球范围内的境遇。

中医药国际传播的相关机理在于中国需要在积极塑造
在全球范围内国家形象的过程中争取必要的优势与主动。
按照中医药国际传播的发展态势，中国能够在一定程度上
使中医药在全球范围内进行相对有效的推广。中医药国际
传播的基本认知在于它是当前中国国际传播工作中的重要

组成部分，源自 2019 年《中共中央 国务院关于促进中医药传承创新发展的意见》中关于"推动中医药开放发展"中"推动中医药文化海外传播"①的相关表述。"推动中医药文化海外传播"的核心的进程在于中医药国际传播得到落实，原因在于有效的中医药国际传播能够充分支持中医药文化海外传播的积极开展；中医药国际传播的推进能够有效支持中国在全球范围内的国家形象优化，同时展现中国在全球医疗卫生事业中的贡献。

第一，中医药国际传播构成"推动中医药文化海外传播"的基础，应考虑围绕文化"走出去"与中医药海外推广的需求。对照"推动中医药文化海外传播"的设想，可以将中医药国际传播相关的议题设置与话语建构等给予具有实质性意义的实践。

中医药国际传播的落实在现有的"推动中医药文化海外传播"指引下，于文化"走出去"的过程中展现中医药应有的作用。中医药国际传播的落实能够推动更多的传播对象（受众）认可中医药的作用，进而认可中华文化。与之相伴随的是人类命运共同体（尤其人类卫生健康共同体）建设的不断推进，中医药国际传播的作用不但涉及合法性的建构，而且涉及拓展相应的战略性影响。

---

① 新华社. 中共中央 国务院关于促进中医药传承创新发展的意见［A/OL］.（2019-10-26）［20222-08-01］.http://www.gov.cn/zhengce/2019-10/26/content_5445336.htm.

第二，中医药国际传播对"推动中医药文化海外传播"建构具有核心意义的推动力。中医药已经成为中国影响全球事务的重要进程之一，中国需要借助中医药展现其对于全球治理的充分支持。"推动中医药文化海外传播"在相当程度上是将中医药国际传播上升到文化传播的高度，优化中医药在国际舆论乃至全球战略博弈中的地位和作用。

中医药国际传播能够充分展示中国在全球范围负责任大国的形象。2020 年在全球范围内大规模暴发的新型冠状病毒肺炎疫情已经相当深刻地改变了国际环境，更多国家对于医疗卫生的需求度和重视度陡然增加。随着人类命运共同体构建的落实，尤其人类卫生健康共同体的落实，中医药的作用与中国在全球卫生健康事业中的作用之间的契合性得到充分体现。有鉴于此，中国应充分发挥中医药的作用，推动更多的国家认可与支持中医药在应对新冠肺炎疫情乃至优化各国医疗卫生事业相关状态所发挥的作用。

第三，中医药国际传播优化"推动中医药文化海外传播"的发展态势的关键在于，配合中国在国际传播相关战略博弈中"西强我弱"的局面争取相应的契机。"推动中医药文化海外传播"立足于将中医药国际传播充分优化。在"西强我弱"的国际传播战略格局下，美西方国家对于中医药的围堵已经相当明显，因而中医药国际传播具有相当的紧迫性。

根据当前中西方对立对抗渐趋升级的态势，围绕国际传播的战略博弈已经得到相对明确的展现。从全球医疗卫生事业发展的现实与趋势解读，中国与西方国家围绕新冠肺炎疫情应对的争议与争端似乎已经进入难以有效调和的局面。在这一背景下，中医药国际传播的作用需要给予更多的落实，不仅要致力于应对美西方国家有意抹黑中医药，强调中国在全球医疗卫生事业中的角色和作用，而且要意在增强中国在国际传播格局中的既有地位与作用。

中医药国际传播的核心指导理念源自《中医药文化传播行动实施方案（2021—2025 年）》，这一方案的核心要义在于充分支持中医药在舆论环境乃至文化传播中的积极作为。《中医药文化传播行动实施方案（2021—2025 年）》的相关设想源自《中共中央 国务院关于促进中医药传承创新发展的意见》：中医药学是中华民族的伟大创造，是中国古代科学的瑰宝，也是打开中华文明宝库的钥匙，为中华民族繁衍生息作出了巨大贡献，对世界文明进步产生了积极影响[1]。这说明中医药对于我国自身的发展对于中华文明与世界文明的发展具有相当重要的意义。围绕上述行动方案的落实，中医药国际传播的作用释放可以着力于中国对于全球乃至全人类的贡献。

---

[1] 国家中医药管理局 中央宣传部 教育部 国家卫生健康委 国家广电总局关于印发《中医药文化传播行动实施方案（2021—2025 年）》的通知：国中医药办发〔2021〕3 号〔A/OL〕.（2021-07-07）〔2022-08-01〕.http://www.natcm.gov.cn/zhengcewenjian/2021-07-07/22232.html.

　　但有必要指出的是，按照这一实施方案解读，应重视在中医药国际传播中落实必要的国内支持进程。相应的实施重点多集中于以下内容：深入挖掘中医药文化内涵和时代价值，充分发挥其作为中华文明宝库"钥匙"的传导功能，加大中医药文化保护传承和传播推广力度，推动中医药文化贯穿国民教育，融入生产生活，促进中医药文化创造性转化、创新性发展，为中医药振兴发展、健康中国建设注入源源不断的文化动力 ①。对此，应充分认识到，中医药文化在国内的有效传播能够建构中国国内对于中医药的充分自信，这是积极开展中医药国际传播的核心基础。应强调的是，中医药之于国家治理体系和治理能力现代化的作用体现为充分展现中医药在我国医疗卫生事业中的积极作为，不仅意在增强提升中国医疗卫生事业的整体水平，而且意味着能够有效提升以中医药为代表的中华传统文化影响力和其在国内舆论中的良好声誉。

　　本书致力于研究中医药国际传播的初步探索，同时为中医药国际传播的战略解读提供相应的支持。目前，我国中医药国际传播工作的整体态势仍然处于初创时期，需要借助加强国际传播能力建设得以实现。在加强和改进国际

---

① 国家中医药管理局 中央宣传部 教育部 国家卫生健康委 国家广电总局关于印发《中医药文化传播行动实施方案（2021—2025 年）》的通知：国中医药办发［2021］3 号［A/OL］.（2021-07-07）［2022-08-01］.http://www.natcm.gov.cn/zhengcewenjian/2021-07-07/22232.html.

传播工作的过程中不断落实与完善中医药国际传播是当前我国中医药管理工作中理应得到重视的进程。

在本书中通过战略解读相关研究范式解释关于中医药国际传播的相关解读与评价。在本书的研究目标设定中，确立且完善中医药国际传播的研究范式是构成其中的关键内容之一。当前，关于中医药国际传播研究范式的建构，是中医药管理研究的重要探索之一；这一研究范式的明确，可以为当前中医药管理、国际传播工作的相关研究提供具有积极意义的尝试。依循本书的研究设想，中医药国际传播的落实与完善不但要考虑现有中医药管理与国际传播交叉研究发展态势，而且要重视中医药国际传播的具体案例研究与分析等等。

第一章　中医药国际传播的战略定位

中医药国际传播的战略定位是在百年未有之大变局与世纪疫情相互交织时代背景下，中国需要借助中医药国际传播展现应有的积极作为。中医药国际传播，尤其是对于中医药在全球医疗卫生事业中的有效作用释放，源自中国的大国责任。理解与阐释中国正在进行的中医药国际传播不仅要重视时代的影响与中国所面临的国际战略环境，而且要重视在中国国家形象塑造的过程中中医药国际传播所发挥的作用。

中医药国际传播的战略定位源自长期以来中医药全球推广的落实；同时，理解与诠释这一战略定位需要从中医药全球推广相关现实着眼，明确中医药国际传播的相关认知并提供相应的论证与评估等等。以积极推进中医药国际传播的相关视角分析，对于当前时代的认知与解读具有相当重要的意义，同时能够为相应的战略解读、战略评价等奠定必要的基础。

第一节　百年未有之大变局与世纪疫情相互交织

百年未有之大变局与世纪疫情相互交织为中国积极落实中医药国际传播明确了既有的时代背景，百年未有之大变局的到来为中国在全球范围的国际事务中发挥更为有效的作用、塑造更为积极的角色提供了相对有利的态势。当今时代，中国所发挥的作用已经得到充分展现。世纪疫情暴发后，如何有效应对新冠肺炎疫情已然成为从国际社会到世界各国各地区所必然面临的现实性课题之一。

百年未有之大变局的到来已经在有效地影响着全球范围的战略态势演变。全面深刻认识"百年未有之大变局"关系到具有五千年文明史、占世界人口五分之一的泱泱大国能否踏上现代化强国之路，关系到近代以来历经磨难的中华民族能否顺利实现伟大复兴之梦，关系到揭示人类社会前进方向的科学社会主义能否在 21 世纪绽放出更加灿烂的真理光芒 [1]。按照这一表态，应认识到百年未有之大变局所具有的重要意义：这是中国在全球范围内作为大国发挥有效作用的历史性契机，这是中国改变近代以来历史性困境和实现伟大复兴的重要机遇期，这是中国引领人类发展的关键时期。不可否认的是，中国特色社会主义现代化建

----

[1] 何成.全面认识和理解"百年未有之大变局"［N］.光明日报，2020-01-03（007）.

设已经取得了相当显著的成就；作为全球第二大经济体和最大的社会主义国家，中国对于全球治理乃至更多的国际事务的影响正在展现为中国的卓越贡献。

关于百年未有之大变局的相关理解，可以从以下三个方面给予充分强调：第一，百年未有之大变局的到来，意味着自新航路开辟以来美西方国家在全球范围的支配地位已经显著动摇；同时随着时间的推移与大国战略博弈的发展演变，美西方国家在全球事务中的支配性地位也将不复存在。关于百年未有之大变局的理解，更需要重视的是中国正在其中发挥着不可忽视的作用，尤其是中国的作用更多地表现为积极强化全球治理，有效推进并妥善解决正在面临的问题。

百年未有之大变局的发展演变中，相应的时代性认知表现为：一方面，要重视中国已经在全球范围内的战略博弈中争取到必要的主动；但另一方面，这并不意味着美西方国家能够认可中国的主动，承认中国在国际事务中发挥的应有作用。因此从国际战略博弈的发展态势与既有外交战略格局分析，应认识到中国所面临的国际战略环境。同时，针对百年未有之大变局，不能单纯地认为这一变局全面有利于中国，而是需要兼顾这一变局在为中国创造战略契机的同时也在相当程度上为中国带来相应的战略风险。结合2020年新冠肺炎疫情肆虐全球、2022年俄乌战争爆发以来的国际战略态势解读，中国仍然面临着来自国际战略形势自身与美西方国家的挑战。有鉴于此，中医药全球推广的落实应作为中国在百年未有之大变局下、在争取国际战略博弈中发挥有效作用的战略性支点之一。

第二，百年未有之大变局的到来，意味着美西方国家与非西方国家之间对立对抗的明显升级，但是否一定意味着这一对立对抗升级为战争仍然存在着相应的未可知性。基于这一判断，应认识到在百年未有之大变局的影响下，相应的战略博弈仍然存在着相应的变数。

事实上美西方国家并不认可中国在全球事务中发挥的合理作用。比如，否定中国在抗击新冠疫情中的成就，与这一否定密切相关的是，相应地否定中医药的作用。然而，当前应对新冠肺炎疫情的现实中，中医药的作用已经得到体现。

第三，百年未有之大变局的发展演变中，国际传播的战略博弈已经呈现相对激化的态势。不可否认的现实在于，美西方国家在国际传播领域针对中国的遏制已经很难出现相对缓和的态势，基本处于不可调和的状态。

中医药的全球推广，尤其是中医药国际传播的落实为百年未有之大变局下的国际传播领域中国有效应对美西方国家的遏制提供了不可或缺的契机。对于中国，如果能够有效借助中医药国际传播的落实与优化，尤其是支持、加强和改进国际传播工作，便随之能够展现中国可信、可爱、可敬的国家形象。

百年未有之大变局与世纪疫情的相互交织下，全球范围的战略博弈中最为显著的态势在于大国实力对比的此消彼长，尤其是美西方国家发展的整体式微与中国等非西方国家发展的积极态势。以 2021 年中国发展的实质性成就为例：在刚刚过去的 2021 年，尽管全球疫情形势严峻复杂，中国经济交出全年增长 8.1% 增长率的优异成绩单，连续多年稳居世界第二大经济体、第二大消费市场，中国经济稳定增长本身就是对世界经济的贡献。据国家市场监管总局统计数据显示，2021 年，全国登记在册个体工商户达 1.03 亿，个体工商户新设 1970.1 万户，外商投资企业新设 6.1 万户。据商务部统计数据，2021 年我国货物进出口总额 39.1 万亿元，同比增长 21.4%。疫情防控取得突出成果、市场主体活力不断增强、营商环境持续改善，中国在统筹推进疫情防控和经济社会发展的"大考"中书写出新篇章[①]。这一系列经济发展成绩的取得，不仅要重视中国自身经济发展的韧性与相对强大的经济潜力，而且要明确认识到中国经济发展的制度优势、意识形态优势。更为重要的是在后疫情时代中国有效应对新冠肺炎疫情构成其经济发展取得显著成就的关键性原因之一。

　　结合中国发展所面临的现实性境遇解析，当前我国的有利条件是，发展仍处于并将长期处于重要战略机遇

①　新华社. 奋进新征程 建功新时代 | "人民至上、生命至上"——抗击世纪疫情彰显"中国之治"［EB/OL］（2022-02-19）［2022-08-01］.http://www.news.cn/politics/2022-02/19/c_1128396454.htm.

期，迎来了从站起来、富起来到强起来的伟大飞跃，时与势在我们这一边；不利条件或者重大挑战是，中国作为新兴大国，必然遭到美西方等守成大国的遏制。可以预见的是，这种遏制将是长期的、高压的，并不以我们的意志为转移的，一旦应对不好就会延误甚至中断民族复兴的历史进程[①]。结合中国所面临的国际舆论斗争情势解析，美西方国家对于中国的遏制已经很难改变；中国与美西方国家之间矛盾的不可调和性已经相当明显。到2022年随着俄乌战争爆发，美西方国家对于包括中国在内的更多非西方国家的打压与遏制进一步升级。因而，现有的国际环境尤其是国际舆论环境，美西方国家对于中国的遏制已经难以避免。在意识形态领域，针对中国的遏制已经全面施展，围绕民主、人权、自由等诸多理念争执造成中国与西方国家的对立对抗难以调和。比如围绕人权问题的争议，中国与西方国家之间的激烈程度可见一斑；在经济领域，与中国"脱钩"已经在美西方国家群体内形成相对明确的共识。从美国"斩断"对中国的"芯片贸易"到中国与澳大利亚之间铁矿石贸易遭遇显著冲击等，均相当程度上体现了美西方国家已经在以我国经济进行明显的遏制。

从科学社会主义与国际共产主义运动发展的历史脉络解读，中国作为全球最大的社会主义国家，其发展的成就

---

① 何成.全面认识和理解"百年未有之大变局"［N］.光明日报，2020-01-03（007）.

与相应的国际影响，尤其是人类命运共同体建设的有效推进，已经相当明确地改变了自东欧剧变以来科学社会主义与国际共产主义运动处于低潮的态势。因此，结合中国在全球治理层面的战略优势释放分析，中国应充分展现自身发展的成就，即中国特色社会主义的成就、实现中华民族伟大复兴中国梦的成就等等。

百年未有之大变局对于当前国际传播的相关影响在于国际传播的实施，一方面，对于百年未有之大变局的相关态势感知相对明确，在相当程度上反馈为非西方国家较之美西方国家具有更为有效的影响；但另一方面，由于美西方国家仍然占据着国际传播的主导地位，百年未有之大变局中国际传播的相关作用尚难以得到充分释放。从 21 世纪第三个十年以来全球范围内的战略博弈现实着眼，当前中国正在以构建人类命运共同体来积极优化中国在全球范围内国际传播的基本背景。同时，随着人类命运共同体构建的持续推进，中国也将在国际传播相关战略博弈中争取到相应的主动。

一般意义上，国际传播事关一个国家的国际形象、国际影响等；国际传播意在充分展示一个国家对于现有国际环境的适应性和对于国际战略态势的有效影响与否。同时，国际传播工作的加强和改进，在相当程度上也会反馈为一个国家的治理能力和治理体系的发展趋向。加强和改进国际传播能力，不仅涉及国内政府部门与政治资源的整合优化、有效运用，而且涉及外交外事工作的整体统筹与全面升级等等。因而关于国际传播的理解，不能也不可能局限于现有的传播学概念或者传播学、政治学等相关范畴，而是需要拓展到包括传播学、政治学、管理学、法学、经济学等诸多学科领域并开展相应的跨学科研究。

中医药全球推广的落实，涉及以上学科相关理念。其中，关于中医药全球推广的政治学（尤其涉及外交学等）和经济学（中医药产业发展等）等相关学科知识，具有相当重要的意义；与中医药全球推广相关的政府管理（包括行政管理学等）的重要性不亚于前者。依循上述分析，相应的国际传播学运用在于以相应的国际传播学理将上述理念给予必要的诠释与解析，即借助国际传播学展示中医药所具有的战略性意义。

在百年未有之大变局的影响下，由于全球范围内国际战略形势的发展演变，国际传播也呈现相应的变化：由于中国等非西方国家群体性的崛起，中国声音（同时涉及中国故事、中国方案、中国路径）已经得到相应的展现。然而，全球范围内的国际传播与现有的战略博弈效果之间存在着一定的"迟滞"。对于中国，一方面，源自中国自身的国际传播能力仍然有待加强和改进；另一方面，源自现有的国际传播相关战略环境的问题（比如美西方国家的长期打压与遏制，中国既有的国际传播能力建设与国际舆论环境之间的契合性有待加强）。

依循上述分析，加强与改进国际传播工作，可以密切结合百年未有之大变局与世纪疫情相互交织的背景，进一步为中医药国际传播相关研究的拓展与细化提供相应的战略态势分析。应指出的是，2020 年新冠肺炎疫情在全球的大范围流行，中医药在有效应对新冠肺炎疫情的过程中发挥了相当重要的作用。结合中国在应对新冠肺炎疫情过程中取得的显著成就审视，有效应对疫情的中医药经验既可以视为中国自身的成就，又可以视为更多国家可借助中医药国际合作改善或者强化本国应对新冠肺炎疫情能力的重要关注点。

中医药应对新冠肺炎疫情的具体案例可以参考中国吉林省新冠肺炎疫情应对与有效经验。2022 年 4 月 10 日，中共吉林省委书记景俊海在长春中医药大学的座谈会上表示：当前，我省疫情防控取得阶段性成果，中医药在阻断疫情传播、加快患者治愈、增强康复效果等方面发挥了重要作用。要进一步加大研发生产力度，针对奥密克戎变异毒株特点，研制更加科学精准有效的预防干预指导方剂，积极同吉林敖东药业集团股份有限公司、修正药业集团、通化东宝集团等知名药企合作，加快组织生产，扩大产能，确保中药满足需求、足量供应。要进一步加大临床应用力度，按照国家第九版诊疗方案要求，对隔离人员、封控管控人员、医疗人员、检测人员、保供人员、下沉干部、社区工作者、返校学生、建筑工人等高风险群体进行中药提前干预，对轻型、普通型、重型、危重型患者要分类施治、对症用药，有效提高治愈率、降低感染率。要进一步加大收治救治力度，切实做到疫情防控和医疗服务两手抓、保方舱救治和保群众就医两手硬，切实保障群众生命安全和身体健康。要进一步加大总结宣传力度，科学总结中医药治疗预防的好经验好做法，全面宣传普及中医药在疫情防控中的独特优势，有效提升群众疫情防控意识和预防能力[①]。这一表态说明吉林省的疫情防控，到2022年4月初取得的阶段性成果与中医药的重要作用密切相关；对于吉林省疫情进一步防控的落实与优化，中医药的作用应得到更为有效的发挥，涉及中医药企业的参与和更为有效的制度安排等，同时叠加中医药的宣传工作，均有利于吉林省疫情防控的良好成果取得。

根据上述案例解读，可以较为充分地认识到，在2022年上半年吉林省应对新冠肺炎疫情的过程中，中医药的作用一方面涉及有效强化疫情的管理与控制；另一方面涉及关于中医药在国内宣传工作积极作用的释放。从中医药全球推广的视角解读，在吉林省有效应对新冠肺炎疫情的成功案例中，中医药的有效运用可以提供相对充分的经验示范，包括中医药企业的产品增产与使用、根据国家第九版诊疗方案发挥中医药的防治效果等制度安排，均可以通过

---

① 黄鹭.充分发挥中医药独特优势作用 助力吉林夺取疫情防控全面胜利［N］.吉林日报，2022-04-11（001）.

国家间中医药合作的落实给予相应的展示。以上案例可以较为充分地体现中医药在中国应对新冠肺炎疫情的典型作用，同时可以为更多国家以中医药应对新冠肺炎疫情提供相应的参考。

百年未有之大变局与世纪疫情相互交织为有效落实中国在全球范围内的积极作为提供了相应的时代背景，中国需要通过彰显本国的大国责任，以促使更多的国家乃至国际社会认可中国在全球事务中的既有角色；更多的全球治理相关问题的有效应对，除了美西方国家既有的作用发挥外，国际社会更多地希望包括中国在内的非西方国家发挥相对有效的作用；中国在全球事务中的作用发挥尽管较之以往已经有所改善，但美西方国家的对华遏制在短时期内仍然难以有效缓解。在这一基本背景下，应当承认的是，到 21 世纪第二个十年乃至第三个十年，中国在全球范围内的战略性影响释放，不仅表现为中国需要对于世界经济、医疗卫生相关的全球治理等领域实施相对有效的举措，而且表现为在全球事务相关的大国战略博弈中争取相应的优势与主动。

在这一背景下，中医药全球推广的落实与完善成为中国展现其在全球治理乃至全球事务中积极作为的核心进程之一，尽管有些方面关于中医药全球推广所具有的战略性意义认知相对不足，但中医药全球推广的现实已经在有效改善着现有的境遇。有必要强调的是，随着中医药在中国乃至更多国家甚或全球范围内应对新冠肺炎疫情取得了相当显著的成就，中医药理应在相应的国际舆论与国际战略博弈中享有相应的地位。但鉴于中国现有的国际传播能力建设尚未达到理想状态，中国在全球范围内的国际战略博弈中仍然处于美西方国家的遏制中，中医药的声誉与相应的国际影响仍然有待提升。

基于这一时代的相关认识，中医药国际传播的落实与完善不可避免地在国际传播领域面临着相应的挑战与问题。同时，关于中医药国际传播的相关认知中应认识到中医药在应对新冠肺炎疫情中的战略性作用，这为中医药全球推广的落实，和中医药国际传播的发展优化奠定了相当坚实的基础。

此外，结合百年未有之大变局与世纪疫情相互交织的背景，中医药国际传播意在有效诠释中医药全球推广，进而展示中国对于积极构建人类卫生健康共同体、人类命运共同体的积极作为。结合新冠肺炎疫情在全球范围内蔓延的态势，我们应认识到——积极地应对更多源自中国政府相当有效的部署与实践（从隔离政策的实施到中西医结合的治疗等等）展示了中国自身的制度优势、相当良好的国家治理体系和治理能力建设的成就。

理解与重视中医药国际传播的时代背景可以为研究中医药国际传播奠定相对坚实的基础。在本书中，中医药高质量融入"一带一路"是中医药国际传播研究的重要内容与关键构成之一，因而应当得到相应的重视。"一带一路"建设相关的国际传播的基本目标在于，有效维持与逐步优化"一带一路"建设的国际舆论环境，既涉及中国与"一带一路"沿线国家之间的舆论内环境，也涉及"一带一路"建设所面临的舆论外环境。从内环境的视角分析，"一带一路"沿线国家相关的舆论内环境，主要涉及更多沿线国家对于中医药的基本认知，其基本构成为：第一，是否有意愿与中国开展中医药合作；第二，是否认可中医药对于本国医疗卫生情况的改善或提升作用，以及相应的程度如何；第三，是否有意支持中医药国际传播在本国舆论环境中的作用发挥；第四，是否愿意有效对抗美西方国家对于中医药在国际舆论中的有意抹黑等等。与之密切相关的是更多地涉及围绕"一带一路"建设国际舆论环境和"一带一路"建设框架下的中医药合作应明确有效的国际传播实施方案、确立有效的国际传播保障等等。

　　整体审视"一带一路"建设相关的国际传播环境建设，中医药国际传播的相关部署与有效实践可以解读为中国乃至更多"一带一路"沿线国家在国际舆论环境中改变被动与争取主动的主要发力点之一。对照这一现实，相应的国际传播建设的规划应具体明确为：第一，为中医药国际传播提供必要的战略规划支持，尤其是落实必要的战略重点部署与战略资源投入等等；第二，对于中医药国际传播，明确相应的叙事体系与话语体系建设；第三，围绕中医药国际传播的落实，明确相应的国际传播保障构建。同时，在整体上应考虑加强与改进国际传播工作的落实与"一带一路"建设之间有效对接。按照中国政府现有的政府部门之间的协调分析，需要考虑负责国际传播的国务院新闻办公室与国家发展和改革委员会等相关部门（很可能还涉及外交部等）围绕"一带一路"建设国际传播共同努力，相应的举措在于建立必要的、符合当前加强国际传播能力建设相关理念的工作协调乃至工作实施体系。

在"一带一路"建设国际传播的落实与完善中，相应的工作经验可以对于"一带一路"框架下中医药国际传播的落实与优化提供相应的借鉴。比如，在2021年"一带一路"国际传播能力建设论坛上，人民网研究院院长唐维红指出：要突破"西强我弱"的传播格局，就要发挥媒体的政治优势、传播优势、平台优势、品牌优势、资源优势，发挥专业性，打好主动仗①。这对于中医药国际传播在"一带一路"建设中发挥相应的作用展示了战略层面的指导性意义。同时，围绕加强国际传播能力建设，她指出：第一，进一步加强可视化传播，减少误读，提高效能。视频、图片、音乐等无需翻译，在讲好中国故事、阐述中国文化内涵、连接中外方面具有独特优势。如"城·事"栏目每集

---

① 王京. "一带一路" 国际传播能力建设论坛召开 [EB/OL]（2021–12–05）[2022–08–01].http://world.people.com.cn/n1/2021/1205/c1002–32299897.html.

10 分钟左右，无论是画面还是配乐，都有浓郁的中国韵味，传递着中国文化之美、城市之美。我们就是要顺应国际传播领域移动化、社交化、可视化的趋势，积极利用视频、直播等多种新媒体形态，展示一个真实、立体、丰富的中国。第二，进一步丰富文化符号，以共情助力价值传播。要创新话语体系，创新传播方式，寻找更多的情感共鸣，寻求中外文化的最大公约数，就要深挖中华文化的丰富内涵，拓展如节日民俗、诗词典籍、文物古迹等"文化符号"的外延，找准中外的话语共同点和情感共鸣点，打造兼具中国特色和世界影响力的文化 IP，激发中国优秀传统文化的新活力。第三，进一步加强平台建设，以活动促交流互鉴。搭建中外文化交流平台，需要我们对中外文化知己知彼，熟知差异，才能更好融通中外；需要我们了解国外不同受众的习惯和特点，创新传播策略、表达方式，才能更好地提高中华文化感召力和认同感。第四，进一步挖掘"小而美"，讲好"一带一路"上的民生故事。共建"一带一路"倡议源于中国，但机遇和成果惠及各方、造福世界。"一带一路"的故事常讲常新，对主流媒体来说，要进一步增强"四力"，提高针对性和有效性，讲好民生故事，充分展示"一带一路"为当地经济社会发展、民众生活改善作出的实实在在的贡献①。以上表态，全面且细致地展示了加

① 王京."一带一路"国际传播能力建设论坛召开［EB/OL］（2021–12–05）［2022–08–01］.http://world.people.com.cn/n1/2021/1205/c1002-32299897.html.

强国际传播能力建设的相关积极探索。结合"一带一路"建设框架下中医药国际传播的落实与完善，可视化传播的作用较之中医药相关内容的文字传播着实具有相应的优势；可以在条件允许的情况下积极探索中医药国际传播相关的符号传播并提供相应的积极探索，这样能够有效对接中医药文化海外传播的相关战略需求；平台建设对于中医药国际传播的落实与完善相当重要；关于中医药国际传播的小故事，是推动中医药文化海外推广的关键。按照上述解读，中医药国际传播的落实与完善，多可以依循加强国际传播能力建设的相关部署，开展相应的积极探索。

第二节 中医药国际传播源于中国的大国责任

中国的大国责任在当今时代得到更为充分的彰显，这意味着随着百年未有之大变局的到来，中国需要承担更多国际责任并作为大国发挥更为重要的作用。从全球范围内的医疗卫生事业发展态势解析，中国的大国责任体现为作为世界大国的中国，能够承担更为切实的国际义务，同时作出更为显著的贡献。结合中医药国际传播的相关现实解析，中医药的作用伴随着中国的大国责任也可以得到更为明确的展现。

深入理解"中医药国际传播源自中国的大国责任"在于，中国负有领导全球抗击新冠肺炎疫情的时代使命。这一时代使命的基本要义在于中国提出构建人类命运共同体（包括更为具体的人类卫生健康共同体）客观上需要中国为全世界、全人类的生存与发展提供良好的方案。按照上文提及的中国在后疫情时代经济发展所取得的典型成就与原因分析，中国经济持续增长的关键在于能够保持针对新冠肺炎疫情的有效应对。

在有效应对新冠肺炎疫情的过程中，中医药所发挥的作用不可或缺。整体上审视，中医药全球推广的实现应当视为中国的大国责任；其具体现实性作为在于中医药能够有效支持世界各国各自的医疗卫生事业发展，进而对于全球医疗卫生事业发挥应有的作用。

对于 2022 年新冠肺炎疫情中的奥密克戎毒株，中医药在应对疫情中依然发挥着相当重要的作用。相关新闻报道指出：适应形势变化，国家卫生健康委员会和国家中医药管理局近日联合印发《新型冠状病毒肺炎诊疗方案（试行第九版）》，对中医治疗内容进行修订完善。中国工程院院士张伯礼首次在天津应用中医药治疗奥密克戎变异毒株新冠肺炎患者 431 例，随后中国科学院院士仝小林在河南应用中医药治疗了 580 例，结果都显示中医药治疗明显改善了患者发热、咽痛、咳嗽等症状，特别是针对有基础病的老年患者，总结了"先证而治，截断病势"经验，有效控制了转重率。国内各地相继出现奥密克戎变异毒株引发的新冠肺炎疫情后，国家中医药管理局中医疫病防治专家委员会专家会同各地一线中医专家进行了综合分析研判，形成了第九版诊疗方案。专家一致认为，奥密克戎变异毒株新冠肺炎的核心病因病机与之前相比没有发生变化，仍属于中医"疫"病范畴，病因为感受"疫戾"之气，仅由于地区、气候、饮食习性等因素的不同，在证候特征上稍有区别，出现夹寒、夹热、夹燥、夹瘀、夹虚的表现 ①。这一报道介绍了中医药在治疗奥密克戎变异毒株中的良好效果；《新型冠状病毒肺炎诊疗方案（试行第九版）》关于中医治疗相关内容的完善，意味着中医药参与新冠肺炎疫情应对的规范化建设得到落实。同时，这一报道从中医药参与新冠肺炎疫情应对的相关理论着眼，阐释中医药在应对奥密克戎变异毒株中的相关原理。这一原理的解读，构成事关中医药参与新冠肺炎疫情（奥密克戎毒株）应对的关键。

此外，这一报道也指出：目前，各地无症状感染者、轻型、普通型以中医药治疗为主，重型、危重型实行中西医结合、中西药并用，均取得了良好效果 ②。按照这一信息可以进一步了解到中医药在中国政府应对新冠肺炎疫情的基本布局中发挥着相当重要的作用。这一信息表明中国政府对于

① 田晓航 . 面对奥密克戎变异毒株引发的新冠肺炎疫情，中医怎么看、怎么办？［EB/OL］.（2022-03-23）［2022-08-01］.http://www.news.cn/2022-03/23/c_1128494267.htm.

② 田晓航 . 面对奥密克戎变异毒株引发的新冠肺炎疫情，中医怎么看、怎么办？［EB/OL］.（2022-03-23）［2022-08-01］.http://www.news.cn/2022-03/23/c_1128494267.htm.

中医药的作用给予充分的重视。与上述报道相关的中医药国际传播的重点在于，应考虑在中医药国际传播的战略布局中，对于上述报道提供相对全面与相当有效的一般性新闻解读乃至深度解读。结合我国对外战略实施的现实与趋势解析，在"讲好中国故事 传播好中国声音"的过程中，可以考虑融入且提升中医药的作用。相应的工作布局可以体现为：第一，要在国际传播中明确中医药是发挥积极作用的医学、药学依据，这意味着中国应掌握中医药国际传播的话语解释。第二，要在国际传播中明确中医药的成就，这意味着中国应展示中医药国际传播的客观态势。第三，在国际传播中既要做好应对美西方国家的准备，又要为更多国家了解中医药在应对新冠肺炎疫情中的作用提供相应的支持。

中国在应对新冠肺炎疫情的过程中，已经明确展现了大国责任；较之美西方国家，中国积极应对新冠肺炎疫情的优势已经得到明确的体现。2022 年 5 月的相关报道指出：面对奥密克戎变异毒株引发的疫情高峰，英国和北欧国家相继取消所有防疫措施，进入所谓"与新冠病毒共存"新阶段。选择彻底"躺平"后，快速增加的新冠肺炎患者涌入医院，使医疗系统超负荷运行；因感染新冠肺炎导致大量缺勤及相关后遗症，对经济运行、社会运转带来的长期性后果不容小觑 [1]。按照这一报道解读，应认识到，较之中

---

[1] 周卓斌，殷淼.新冠肺炎疫情依然是公共卫生的重大挑战［N］.人民日报，2022-05-16（016）.

国，美西方国家应对疫情的"躺平"做法，事实上带来了显著的灾难性后果。根据上述报道，可以进一步阐释美西方国家以"躺平"方式应对新冠肺炎疫情之于国家治理的整体危害。

在国家医疗卫生方面，较之中国积极主张的"动态清零"，美西方国家所谓"躺平"（或者"与新冠病毒共存"）的应对方法，最为直接的缺陷在于造成整个国家的医疗卫生管理态势长期陷入高位紧张状态；国家医疗卫生资源也陷入长期紧张的状态。

同时，结合进入 2022 年下半年前后相继在美西方国家乃至更多国家出现的猴痘疫情和在俄罗斯南部出现的克里米亚—刚果出血热疫情等，在相当程度上也加剧了更多国家在医疗卫生事业相关领域的负担。在这一情况下，以"躺平"方式应对新冠肺炎疫情，将造成本国医疗卫生事业陷入危机或者"入不敷出"的困境。

在经济方面，"躺平"意味着要承担相应的经济成本，尤其是对于实体经济发展的制约。经济成本的存在，意味着选择"躺平"的美西方国家在其经济发展的过程中也需要为应对新冠肺炎疫情提供相应的投入：第一，从长远分析，较之"动态清零"，"躺平"之后带来的人群健康危机需要国家为医疗卫生事业投入更多的资金、物质；第二，因疫情的长期存在造成正常的对外交往遭遇困境，影响经济发展；第三，"躺平"不可能有效缓解因新冠肺炎疫情造成的经济发展迟滞。

可以这样认为，以"躺平"应对新冠肺炎疫情，客观上是强化了其经济发展的负担，从而造成美西方国家的经济陷入发展匮乏态势。从世界经济全球治理发展的基本态势解读，鉴于美西方国家经济发展已经出现一定的颓势，这也意味着在后疫情时代，美西方国家经济在选择"躺平"以应对疫情的基础上，其经济发展进一步陷入"雪上加霜"的困局。

在政治方面，"躺平"意味着美西方国家内部治理的困难程度提升，尤其是对于某些国家不同政治势力围绕"躺平"的争执。比如，借助支持或反对"躺平"谋取政治利益等行为，客观上造成国内政治矛盾的激化。应认识到的是，由于美西方国家政治制度自身的缺陷性等问题，围绕"躺平"的政治博弈也将浪费大量的政治资源，同时也造成相应的国家治理的无序。

所谓"躺平"，在相当程度上造成美西方国家政治治理境遇中的困境加剧。这一困境加剧不仅意味着相应的国家治理因医疗卫生事业与维护国家稳定等相关事务之间存在着的矛盾逐步激化，而且随着现有的国家发展战略困境的延续，造成相应的国际战略博弈困境加剧。

在社会方面，所谓"躺平"意味着美西方国家在社会治理方面造成相应的分裂且难以有效弥合。新冠肺炎疫情扩散的过程中，现有社会分裂正在不断加剧，造成社会治理的负担不断加重，相应的困境体现为美西方国家在社会治理乃至国家治理中无法落实相对有效的举措。

美西方国家社会治理的问题，因"躺平"造成了相当显著的不稳定。上述社会治理问题的存在与久拖不决，客观上反映了美西方国家的制度缺陷与治理能力的不足。在可以预见的一段时期内，美西方国家似乎难以有效解决现有的社会治理问题。与之密切相关的是，美西方国家内的民粹主义甚至更具有危险性的极右势力趁机谋取相应的政治利益与政治影响。

对照这一现实，相应的中医药国际传播中应重视美西方国家在应对疫情中的种种弊端；同时重视美西方国家在国际舆论斗争中对于中国应对新冠肺炎疫情的有意诋毁。基于上述考虑，应重视在中医药国际传播的相关设想中，明确展示中国所具有的大国责任。根据上述分析，中医药国际传播所呈现的大国责任可以从以下五个方面给予相应的诠释：

第一，中国负有积极构建人类命运共同体的大国责任。对于不断走近世界舞台中心的中国而言，这一责任已经呈现为一种历史必然。中国发展举世瞩目，中国倡议、中国理念、中国主张备受国际社会期待和关注。在世界发展格局中，新兴经济体群体性崛起，占全球经济比重大幅上升，中国成为全球经济增长的主要贡献者。在力量重塑中，世界渐显从"西方治理"走向"全球治理"，中国方案为世界所知所用所期待，为推动构建新型国际关系、构建人类命运共同体，共同创造世界更加美好的未来做出了重要贡献[①]。按照这一表述，中国大国责任的落实，相当程度上源自中国对于全球事务的有效影响。在这一背景下，中国加强与改进国际传播工作能够有效助力中国彰显相应的大国责任。同时，较之美西方国家，中国能够为全球与人类的发展承担更为明确的责任与做出更为重大的贡献。

中医药全球推广的作用在于将中国的大国责任给予充分释放。与之密切相关的是，中医药国际传播的作用在于为中国的大国责任充分释放提供必要的路径建构与战略支撑。有必要强调的是，在加强与改进国际传播工作的战略部署下，中医药国际传播在中国的大国责任释放中应明确为相应的战略性作用而非辅助性作用。相应的原因在于中国正在作为全球大国在国际事务中发挥作用，与中医药相关的中国国际参与已经覆盖了医疗、经济、教育、文化等诸多领域，相应的战略性作用已经形成。

第二，中医药全球推广是中国大国责任落实的具体化进程，尤其是体现为中国积极倡导与积极推广的人类卫生健康共同体。应从 21 世纪第二个十年到第三个十年的国际战略形势发展演变态势中认识到，美西方国家在全球性国际事务（包括全球治理的诸多领域）中所发挥的作用已经

---

① 史守林 . 让世界更好读懂中国［N］. 光明日报，2022–05–19（006）.

难以呈现相对积极的局面，而是更多地表现为令人担忧与不满的局面。其中，在全球医疗卫生领域最为具有代表性的是美西方国家应对新冠肺炎疫情的无效，已经昭示着其在全球卫生治理相关领域的无所作为、不负责任。有鉴于此，全球治理的基本态势需要承担大国责任的中国发挥应有的作用。

中医药全球推广的落实可以视为中国在全球医疗卫生领域开展相对积极作为的典型进程之一。中医药全球推广的中医药国际传播意在将中医药在全球医疗卫生事业中的贡献给予展示。同时，我国根据中医药国际传播的发展态势，形成相对良好的中医药国际传播效应。

第三，中国应当积极引领国际舆论的发展走向，这不仅体现为作为大国的中国理应承担的国际责任，而且体现为中国在国际舆论相关战略格局中正在发挥的作用。尽管中国在全球范围内的国际传播面临着"西强我弱"的局面，但作为大国的中国仍然需要积极引导更多国家的舆论，尤其是非西方国家。

中医药国际传播的落实与完善是中国积极引领国际舆论的具体化。比如，在积极宣介中医药在对象国的良好形象时，尤其需要考虑借助当地媒体、意见领袖的作用。在加强国际传播能力建设的过程中，应充分认识到中医药国际传播的落实、完善。当前与未来积极强化"用中国理论阐释中国实践，用中国实践升华中国理论，打造融通中外的新概念、新范式、新表述"的关键举措。中医药自身的理论需要有效地译介到国外，以展示中医药的积极作用；中医药相关的概念、范式与表述，应借助中医药国际传播对于上述内容给予充分体现。

第四，中国需要有效落实加强和改进国际传播工作，尤其是现有的工作理念优化，要重视人文交流活动和国际传播人才队伍建设等相关领域。中国主导或中国积极参与的人文交流活动，如亚洲文明大会、金砖国家人文交流论坛等，均可以为相应的国际传播工作的落实与完善提供相应的契机。加强国际传播能力建设的现实部署，能够为中医药国际传播的战略性作用释放明确相应的支持。

中医药国际传播的战略性作用在于其能够作为中医药全球推广的实质性进程之一，提升与优化中医药在全球范围的战略优势：既要提升中医药在全球医疗卫生事业中的影响，包括积极助力中医药参与世界卫生组织乃至联合国框架下的国际协调与合作，又要优化国际舆论环境乃至国际战略环境中的整体境遇。同时相应的战略性作用释放可以进一步解读为充分展示中医药对于构建人类卫生健康共同体的积极影响，尤其是致力于人类医疗卫生事业和医疗保健等相关事业的支持等。

第五，在中国与世界的关系发展中，中医药可以发挥的作用不仅需要诠释为中国之于全世界、全人类的大国责任（积极引领人类与世界的发展，积极实现人类命运共同体的建设等），而且需要展现为中国较之美西方大国的战略优势（中国的制度优势等），中医药在其中的作用在于能够作为中国领导世界与展现优势的具体内容。

中医药国际传播的作用还在于为中国与世界关系的积极塑造提供展示有效的相对路径，将中医药的作用以更为有效的方式方法向全世界给予展示。这一展示的关键进程表现为：首先，要展示中医药所具有的有用性（医疗效果、保健效果等）；其次，要明确中医药所具有的可靠性（应对新冠肺炎疫情等其他大规模疫病）；再次，要优化中医药的便利性（能够实现在中国境外的生产、销售等）；最后，要保障中医药的合法性（建立健全相对有效的境外司法保障）。相应的中医药国际传播作用可以依循上述表现，呈现为将传播作为相对有效的战略运用而非工具运用。所谓中医药国际传播的战略运用，可以解释为：明确中医药在全球范围内确立相对广泛且有效的国际传播效应（包括争取相应的受众与强化中医药的有效影响）；强化而非明确中医药对于全球医疗卫生事业的积极影响；建立健全中医药国际传播应对美西方国家的抹黑、污蔑举措。

中国应按照"讲好中国故事 传播好中国声音"的相关指示，充分展现中国对于全人类、全世界的贡献。故事是"世界语"。今日中国是世界的中国，世界需要了解中国；中国需要世界理解，需要我们共同讲好中国故事。新时代的中国是一个生机勃勃、活力洋溢的国家，具有许多丰富多彩的故事①。如何使中国故事、中国声音在全球范围内得到彰显？相应的战略性举措在于，中国应落实相应的大国责任。从中国大国责任的基本态势解析，"讲好中国故事 传播好中国声音"是将中医药进行全球推广，以中医药国际传播的形式给予充分展示；在加强和改进国际传播工作的指引下，中医药国际传播在现有国际传播相关实践的落实是构成我国提升国际传播效能的重要举措乃至核心举措。与中医药国际传播效果直接相关的是中医药在全球范围内的可信度、美誉度等，事实上依托于中医药国际传播的落实与发展。从中国大国责任的未来趋势解析，不断走近世界舞台中心的中国，能够借助中医药全球推广的落实与完善，优化中国在支持全球医疗卫生事业乃至医疗卫生治理中的相关态势。这一优化可以明确展现为，中国依托中医药全球推广、中国与更多国家在中医药领域的相关合作落实等，提升中医药更为积极的国际影响。

第三节　中医药国际传播展现中国国家形象

中医药全球推广为中医药国际传播的积极落实提供了相应的基础；以此为基础，可进一步展现中国良好的国家形象。关于国家形象的理解，既有的研究指出：国家形象

---

① 史守林.让世界更好读懂中国［N］.光明日报，2022-05-19（006）.

的产生不仅仅来源于媒体，也来源于国家在对外交往中给其他国家造成的印象。国家的交往方式如果经过媒体的放大和聚焦，对国家形象会产生更加显著的影响。[①] 按照上述阐释，关于国家形象的相关认知应重视现有的国家形象发展演变中媒体在国家对外交往中的不可忽视的作用。相关的研究还指出：政府在构建国家形象的活动中，始终扮演着最重要的角色[②]。按照上述论断，中医药国际传播的落实，构成中国国家形象积极塑造的充分延续。中医药全球推广的实现作为中国对外交往的重要内容之一，为国家形象塑造构建了相应的基础；同时，中医药全球推广的中医药国际传播可以借助媒体的作用，为国家形象塑造建构相应的支持。

中国国家形象在全球范围的积极塑造是当今时代中国与世界的关系塑造中所必须面对的核心性课题之一。在中国与世界的关系塑造中，中国国家形象积极塑造不仅意在展现中国能够为全世界、全人类的发展做出应有的贡献，而且意在提升中国在全球治理中的积极影响。结合中医药国际传播之于中国国家形象塑造的作用解读，至少可以从以下三个方面给予理解与诠释：

---

① 何辉，刘朋.新传媒环境中国家形象的构建与传播［M］.北京：外文出版社，2008.

② 何辉，刘朋.新传媒环境中国家形象的构建与传播［M］.北京：外文出版社，2008.

第一，中医药国际传播可以为中国积极塑造其国家形象提供必不可少的议题；围绕中医药国际传播的相关议题，不仅能够为"讲好中国故事 传播好中国声音"提供相应的条件，而且能够有效支持中国与更多国家开展涉及中医药全球推广的相关合作。围绕中医药国际传播的相关落实，中国国家形象塑造能够解读为优化中国在全球范围内国际舆论环境提供相应的支持。

中国国家形象塑造的落实与完善不仅涉及中医药国际传播的有效实施，而且涉及将中医药国际传播的落实展现为积极彰显中国负责任的大国形象。从中医药国际传播的视角解读，中国国家形象塑造能够在相当程度上展示中医药全球推广所具有的可靠性、有效性。

第二，中医药国际传播可以为中国在国家形象塑造中构建必要的比较优势；理解与诠释这一比较优势在于中国与世界的关系塑造中，中医药在全球医疗卫生事业乃至公共卫生相关全球治理中所发挥的重要作用。结合百年未有之大变局与世纪疫情相互交织的发展趋向解读，中国国家形象塑造能够解读为中国负责任大国国家形象的充分展现。

关于比较优势塑造之于中医药国际传播的相关设想，不能表现为因中医药全球推广而有意抹黑西医或者贬低更多国家的本土医学，而是需要本着兼收并蓄的做法，将中医药的作用给予充分诠释。同时，结合中西医结合等相关疗法的积极作用，可以将中医药国际传播的相关规划对照上述作为给予相应的诠释。

第三，中医药国际传播可以为中国有效应对美西方国家在国家形象塑造中的围堵提供相对有效的出路。在国家形象塑造领域的相关战略博弈中，美西方国家长期敌视中国的举措在相当程度上制约着中国对于国际事务的有效参与。在这一背景下，中医药国际传播的落实与完善，对于在战略博弈层面中国争取相应的主动具有重要意义。

从全球范围内的国际传播战略格局审视，美西方国家对中国乃至对更多非西方国家的遏制已经不可避免；其中，最根本的原因在于西方国家与包括中国在内的非西方国家的意识形态领域的差异。基于这一态势，在国际传播战略的比拼中，依托中医药全球推广的中医药国际传播不但能够彰显中医药对于更多国家医疗卫生事业的有效性，而且能够解读为中医药国际传播在全球范围内国际传播发展中的重要作用，并对接人类卫生健康共同体的建设。

与上述分析、论证密切相关的是，在国家形象领域，对于长期以来美西方国家的敌视政策等，相应的对抗性战略博弈更为明显且具有相当的持续性。中医药国际传播对于积极塑造中国国家形象的作用应当在中国加强与改进国际传播工作中得到落实。换言之，中国应在全球范围积极塑造本国的国家形象进而建构相应的话语权（也涉及议题设置权）。

结合中国在全球范围内国际形象塑造的现实阐释，中医药国际传播所呈现的国家形象在于作为负责任大国的中国，依循中医药全球推广积极支持更多的国家改善其本国医疗卫生条件和水平；同时，中国与更多的国家借助中医药全球推广的实现在医疗卫生领域乃至公共卫生相关的全球治理中，落实更为广泛且有效的合作。据此，可以将中国的国家形象结合具体的中医药全球推广实践给予必要的诠释。以中国协助柬埔寨建立考斯玛中柬友谊医院中医科为例，国家中医药管理局副局长、中国中医科学院院长黄璐琦院士表示：为落实中柬两国领导人的会晤成果，今年（2022 年）1 月，中柬双方签署《中国国家中医药管理局与柬埔寨卫生部关于派遣中医抗疫医疗队赴柬埔寨工作的协议》，根据协议，中国向柬派遣一支中医抗疫医疗团队，这也是中国国家层面向国外派遣的首支中医援外抗疫医疗团队。黄璐琦表示，该团队以推动全球团结抗疫、中医药"走出去"为宗旨，通过医疗、科研、人才培养，发挥中医药作用，助力柬埔寨疫情防控工作 ①。这一表态说明，中国与柬埔寨之间的中医药合作源自政府层面的共识；共识的达成构成积极推动中国与柬埔寨从应对新冠肺炎疫情到医疗卫生事业领域合作的落实，从而为中医药在柬埔寨医疗卫生事业中发挥积极作用提供了必要的支持。应指出的是，

① 欧阳开宇 . 中国中医药助力柬埔寨抗疫迈出"重要一步"［EB/OL］.（2022-06-06）［2022-08-01］.http://www.chinanews.com.cn/gj/2022/06-06/9773181.shtml.

中国与柬埔寨两国开展的中医药合作其整体工作设想覆盖了"医疗、科研、人才培养"诸多内容，属于发展型的国际援助。从受援方的视角分析，来自中国的、在中医药领域的援助能够有效确保中医药在柬埔寨医疗卫生事业的相关发展保持相应的持续性。同时，随着这一发展型援助的落实可以有效提升柬埔寨公共卫生治理能力。应重视的是，中柬两国政府的共识与这一共识的深化构成中柬两国中医药合作得以持续推进的动力所在。

对于考斯玛中柬友谊医院中医科的未来发展，中国中医科学院西苑医院院长刘震表示：我们相信他们会在医疗业务、专科会诊、联合研究方面取得更大的进展，推动柬埔寨医疗卫生体系对于中医药从了解，到接受、认可，并培养出更多的本土化中医药人才，为柬埔寨真正打造一支带不走的中医医疗队[1]。"带不走的中医医疗队"，这一表述是对于中国与柬埔寨两国积极开展中医药合作的充分彰显。从中国的视角分析，刘震的表态说明中国对于柬埔寨的援助充满自信；这也说明中国对于柬埔寨的援助具有实质性的意义。同时，应指出"推动柬埔寨医疗卫生体系对于中医药从了解，到接受、认可"，是中医药全球推广需要面对的基本现实。考斯玛中柬友谊医院中医科对于中医药的了

---

① 欧阳开宇.为柬埔寨打造一支"带不走的中医医疗队"——访中国中医科学院西苑医院院长刘震［EB/OL］.（2022-06-03）［2022-08-01］.http://www.chinanews.com.cn/life/2022/06-03/9771088.shtml.

解、接受、认可，构成此次援助取得预期效果的关键。

此外，关于考斯玛中柬友谊医院中医科的援助实施机制和实际效果，相关报道指出：此次援柬，中方明确"先遣组—短期专家组—长期医疗队"三步走有序衔接的工作机制。3月至5月为中国援柬中医抗疫专家组任务期。援柬期间，专家组开创了柬埔寨公立医院第一个政府间中医门诊——考斯玛中柬友谊医院中医科，两个月中医门诊量逾2000人次，其中包括多名柬埔寨政府高层和王室成员。此外，专家组还为当地华人华侨、在柬中资企业员工义诊1000余人次①。以上信息表明，此次援助取得的良好的效果不仅能够视为中国大国责任尤其大国形象的充分展现，而且能够解读为中国政府积极推动中医药全球推广的典型。与上述信息密切相关的中医药国际传播相关规划可以解读为：从国际传播的战略规划分析，中国与柬埔寨之间的中医药合作，应确定相对有效的国际传播工作实践，积极向国际社会、向包括柬埔寨在内的诸多东南亚国家展现中医药对于柬埔寨医疗卫生事业发展的支持、助力。

按照上述阐释与分析，中医药国际传播的相关战略规划具体内容涉及以下两个方面：

第一，从中柬关系既有的发展态势分析，包括两国在

---

① 欧阳开宇.中国中医药助力柬埔寨抗疫迈出"重要一步"［EB/OL］.（2022-06-06）［2022-08-01］.http://www.chinanews.com.cn/gj/2022/06-06/9773181.shtml.

"一带一路"框架下的合作推进等，为两国中医药合作与相应的中医药国际传播提供了必要且坚实的背景。在这一背景下，中医药国际传播得以落实与完善的实质性意义在于有效支持柬埔寨应对新冠肺炎疫情，这符合中柬两国中医药合作的初衷与紧迫性。同时，随着中柬两国中医药合作逐步拓展到中医药对柬埔寨整体医疗卫生状况的改善，相应的国际传播工作也需要开展相对全面的传播覆盖，并借此拓展相应的话语与议题。

第二，围绕中柬两国的中医药合作，中医药国际传播工作的有效开展应立足于促进中柬关系，逐步建立健全针对柬埔寨的中医药国际传播规划。一方面，针对中医药在柬埔寨的精准传播需要切实地对柬埔寨的医疗卫生事业形成实质性的提升与影响；另一方面，在柬埔寨的国内舆论环境中巩固且逐步拓展认可与支持中医药的受众群体。

从媒体报道的视角分析，应推动更多的媒体尤其是柬埔寨文的相关媒体，将中柬两国的中医药合作相关国际传播形成具有长期性的规模影响。相应的媒体报道指导方向为，致力于以中柬关系积极发展的立场宣介中柬两国良好的中医药合作发展态势。对于中柬两国中医药合作的成就宣介，要从中医药的临床效果等方面拓展到相应的中医药教育培训、中医药相关产业发展等领域。

依循未来中柬两国开展中医药合作的趋势解析，可以考虑中国针对柬埔寨的专门性国际传播工作落实，开展关于类似考斯玛中柬友谊医院中医科的跟踪性报道。比如，可以通过国务院新闻办公室主管，云南省政府新闻办公室主办的期刊《高棉》（柬埔寨文），围绕 2022 年以来中柬两国关于考斯玛中柬友谊医院中医科开展专门宣介，以积极提升与拓展中医药在柬埔寨国内舆论中的影响。推而广之，可以在整个中南半岛，通过其他由国务院新闻办公室主管、云南省政府新闻办公室主办的期刊（包括泰文的《湄公河》、缅甸文的《吉祥》和老挝文的《占芭》）和网站（云桥网，该网有中、英、缅、泰、老等语种的报道），向泰国、缅甸和老挝的受众介绍中柬两国在中医药领域合作的显著成就。同时，可以通过国务院新闻办公室协调广西壮族自治区新闻办公室主办的期刊《荷花》（越南文），开展类似的国际传播工作。按照上述国际传播工作的安排，可以将中柬两国中医药合作的主要成就作为中医药在中南半岛实现有效推进的典型。进而言之，可以将中柬两国的中医药合作落实、优化作为在"一带一路"建设、中国与东盟"10+1"合作中的积极案例，以争取更多的"一带一路"沿线国家、东盟成员国等开展与中国在中医药领域的有效合作。

从中柬两国事关中医药合作的相关互动解读，相应的国际传播工作落实，除了立足于中柬关系、中国与东盟的关系且兼顾"一带一路"建设外，相应的工作重点还需要兼顾到有效巩固中医药国际传播在柬埔寨乃至整个中南半岛甚或东盟的积极延续。相应的中医药国际传播具体实施可以关注到：应积极引导更多的柬埔寨国内媒体报道类似考斯玛中柬友谊医院中医科的相关新闻。新闻的内容除了涉及柬埔寨政府高层关于中柬两国的中医药合作外，也要涉及考斯玛中柬友谊医院中医科的商业宣传（包括治疗效果、保健功能等等）。同时，进一步动员更多的柬埔寨媒体围绕考斯玛中柬友谊医院中医科的"中国故事、中国声音"展开针对性与持续性的宣传。

建议围绕中柬两国的中医药合作落实开展具有相应规模的国际传播活动，积极塑造中医药和中国在柬埔寨的积极形象。同时，借助在柬埔寨的华人华侨、在柬埔寨的中资企业，乃至由中国红豆集团投资的西哈努克港经济特区等相关路径与平台，融入中医药国际传播的相关内容。相应的国家形象塑造不仅意在展现中国良好的国家形象，而且意在优化中国在事关国家形象的比拼中建构相应的优势。

结合中国在全球范围内的国家形象塑造，根据上述案例，可以借助中医药国际传播在柬埔寨的相关内容为基于中医药全球推广的中医药国际传播提供相对有效的模式建构。相应的解释可以从以下五个方面展开：

第一，中医药国际传播能够为中国国家形象塑造提供不可或缺的路径，尤其是与中医药相关的"讲好中国故事传播好中国声音"的落实客观上依循中国与相关国家之间的关系。因而，需要认识到中医药全球推广的具体实践在于国家层面的关系互动。对于更多的国家，认可与支持中医药在本国作用发挥依托于与中国的关系，尤为不可或缺的进程——政府层面的密切互动也是从中国取得中医药相关资源的核心前提。

从中国国家形象塑造的现实审视，应认识到以中医药塑造中国国家形象的作用更多的是通过官方层面的作为得以实现的。因而，关于中医药国际传播的落实应确立依循对于官方层面的战略解读。比如，上文中关于中国与柬埔寨中医药合作的国际传播规划相应的起点在于解读政府层面事关中医药合作的政策协调与战略共识。

第二，随着中医药的全球推广，中医药国际传播更多地体现为对于国家形象积极塑造的充分支持。按照中医药国际传播的发展态势，国家形象塑造的落实与优化更多地表现为因中医药全球推广而获得的积极效果，如中医药国际传播实现相应的合法性宣介、引导性宣介等。

结合中国国家形象塑造的趋势解读，中国在更多国家乃至全球范围的国家形象塑造可以依循于中医药全球推广的现实，展现中国对更多国家乃至全球医疗卫生事业的有效支持。相对显著的案例是中医药在应对新冠肺炎疫情中的良好作用得到充分展现，这意味着中医药为人类卫生健康共同体乃至人类命运共同体建设展示了应有的积极作为。

第三，中医药国际传播的发展需要建构相对有效的媒体工作体系，尤其是需要通过官方实现相对有效的传播动员，同时兼顾引导更多的自媒体。与之密切相关的指导性举措在于引导官方媒体、自媒体积极展示中医药全球推广的基本现实。

针对中国国家形象的塑造，相应的中医药国际传播媒体工作体系建设意在更好地展示中医药在全球范围内取得的成果。类比中医药在应对新冠肺炎疫情中的积极作用，相应的工作体系建设应拓展为中医药对于更多国家医疗卫生事业的贡献：要明确展示中医药在临床、保健、疫病防控等领域的积极作用；要充分彰显中医药尤其相关产业的发展对于更多国家经济发展，尤其是产业体系的作用等。

第四，中医药国际传播在主客观上都有利于中国国家形象优化，进而有助于相应的国家形象困境治理。对于中国，其在全球范围国家形象塑造的困境：一方面，在于长期以来美西方国家对于中国的遏制；另一方面，在于某些国家乃至国际社会缺乏对中国的客观理解。

围绕中国国家形象塑造的困境治理，可以从中医药全球推广所相关的中医药国际传播着手，相应的困境治理在于有效展开相对积极的国际传播战略攻势：不仅要破除美西方国家针对中国的污蔑、抹黑，而且要意在积极营造中医药的良好声誉等。更为重要的是随着困境治理的不断推进，相应的中医药国际传播意在争取更多传播对象在心灵上的共鸣，尤其是对于中医药的认可，以巩固中医药的积极影响。

第五，中医药国际传播能够展现中国国家形象塑造中的相关保障性进程，尤其是随着中医药推广对于更多国家公众、舆论的相关积极影响的落实。中医药国际传播在中国国家形象塑造中的保障性进程源自国家形象塑造所密切相关的诸多进程中，较之国家形象塑造的其他进程，能够作为有效影响对象国家公众健康、产业经济的综合性举措，展现相对的优势。

中国国家形象塑造的优化可以有效地借助中医药国际传播的落实提供相应的保障。尽管中医药国际传播能够发挥相应的保障性作用，但较之更为直接的经贸投资、文化交流等等，中医药推广的作用更加具有复合性，因而也需要给予更为全面且完善的战略传播规划。

综合上述分析与论证，应认识到在百年未有之大变局与世纪疫情相互交织的背景下中医药国际传播之于中国国家形象塑造具有相当重要的作用。中医药全球推广的落实为中医药国际传播的落实与优化提供支持。中医药国际传播的相关研究和现有的背景解读等，能够确立中医药国际传播必要的前提与基础。关于中医药国际传播战略定位的研究能够为进一步明确中医药国际传播的基本内容构筑前提。

第二章　中医药国际传播的基本内容

中医药国际传播的基本内容包括内容设定和模式构建。在中医药文化海外传播的引导下，中医药国际传播的基本内容厘定构成本书研究的核心内容，在本书中多致力于展现与优化中医药国际传播的发展态势并提供相对明确的智力支持。

鉴于当前中医药国际传播仍然处于初创时期，相应的研究不仅要关注到既有的中医药国际传播典型案例，而且要重视以探索和发展的视角诠释中医药国际传播的发展趋向。因而在本章的相关论述与分析中，研究设计更多地致力于中医药国际传播的内容界定、分析等，并与当前、未来的相关工作需求之间进行必要的结合。

第一节　中医药国际传播的内容设定

中医药国际传播源自中医药的全球推广，理解与认识中医药国际传播源自中医药文化海外传播的相关指导理念。

中医药文化海外传播意在将中医药有效的国际传播影响拓展为中医药全球推广的相关实践（包括中医药高质量融入共建"一带一路"等）提供相对全面且有效的分析与论证等等。

中医药国际传播的内容设定主要涉及在加强和改进国际传播工作的布局中，在全球舆论中展示中医药应有的积极作用，尤其是中医药在全球范围内的形象塑造；积极应对美西方国家对中医药的抹黑、污蔑，助力中医药在全球范围内形象优化；在有效推动中医药国际传播的背景下，讲好中国的中医药故事、传播好中国的中医药声音。中医药国际传播的具体内容设定为：第一，配合中医药在全球医疗卫生事业中的积极作为，展现中医药在全球舆论环境中的正面形象；第二，中医药国际传播的落实，应密切结合人类命运共同体引导下的人类卫生健康共同体建设的需求，相对有效地解读中医药所发挥的作用，在实现应对美西方国家抹黑、污蔑的同时，为全球更多受众提供关于中医药的有利信息与充分解读；第三，围绕中医药国际传播的实施，强化中医药对于全球国际战略形势发展走向的影响，尤其是积极传播中医药的规模效应。

当前的中医药国际传播工作落实主要聚焦于中国对外交往的过程中为中医药积极作用的发挥提供相对明确的说明。尽管围绕中医药国际传播的相关新闻报道可能并不多见，但这一局面将随着中医药国际传播的有效开展而不断打开，同时致力于强化中医药国际传播的积极影响。

结合中医药国际传播的具体实践案例解读：2021年6月，中国驻白俄罗斯大使谢小用在出席中白工业园《医疗器械和药品准入手册》推介会暨中医药产业项目"新时代生物科技有限公司"与白俄罗斯卫生鉴定与试验中心合作签约仪式上表态称，希望在白俄罗斯相关部门的大力支持和帮助下，新时代生物科技有限公司的抗疫药品"灵兰疫清胶囊"能够尽快在白开展临床试验、尽快取得药号和生产许可，早日为白俄罗斯抗击疫情发挥积极作用，并为全球正在面临的公共卫生健康领域最严重危机提供中白解决方案，同时也为下一步更多中国中医药企业入驻中白工业园作出良好示范；中方愿与白方共同努力，大力推动两国在包括中医药领域在内的卫生健康领域的合作，积极构建中白卫生健康共同体①。谢大使的表态说明中国与白俄罗斯在中白工业园等相关共识积极推动了两国在中医药领域合作的落实。同时，中白两国在中医药领域的合作对于积极应对新冠肺炎疫情也具有相当重要的作用。白俄罗斯驻华大使先科在致辞中表示，目前医学发展、抗击新冠肺炎疫情、增强人体免疫力等话题比以往任何时候都更显迫切。

---

① 谢小用大使出席中白工业园《医疗器械和药品准入手册》推介会暨园区中医药产业项目与白俄罗斯卫生鉴定与试验中心合作签约仪式并致辞［EB/OL］.（2021-08-24）［2022-08-01］.http://by.china-embassy.gov.cn/sssgxwdt/202108/t20210825_8960257.htm.

感谢中白两国主管部门、地方政府和中白工业园对医学健康领域项目的关注和支持，相关倡议不仅能够创造商业价值，而且具有明显的社会导向，意义重大。很高兴地看到，在中方的参与下，中白工业园内正在形成包括中医药在内的制药产业集群。中医药不仅仅是治疗体系，而且代表着中国人民的文化、哲理、历史和智慧。在抗击新冠肺炎疫情过程中，中医药作为辅助和预防医疗手段，其有效性已经得到了充分证实①。上述两位大使的表态说明：中白两国在中医药领域的合作已经取得了相当的规模效应，不仅在医疗卫生方面，而且在基于中白工业园建设的制药产业方面的共识也取得了相应的成绩。可以这样认识中白两国中医药合作的基本状态：既有的合作已经在相当程度上促成了共建"一带一路"高质量发展的现实，同时随着"一带一路"建设不断走深走实，两国中医药合作已经构成连接、整合两国医疗卫生与产业经济相关领域合作的重要纽带。

对于这一案例，相应的中医药国际传播工作的开展可以依循以下思路展开：第一，关于中白两国中医药合作的宣介，应基于中医药合法性塑造乃至话语权建构，尤其是推动白俄罗斯国内舆论环境对于中医药的支持与认可。第

---

① 谢小用大使出席中白工业园《医疗器械和药品准入手册》推介会暨园区中医药产业项目与白俄罗斯卫生鉴定与试验中心合作签约仪式并致辞［EB/OL］.（2021-08-24）［2022-08-01］.http://by.china-embassy.gov.cn/sssgxwdt/202108/t20210825_8960257.htm.

二，中白两国中医药合作的规模效应宣介，要兼顾到两国在医疗卫生与产业经济领域的落实，这构成中白两国在共建"一带一路"高质量发展中开展战略协调的关键。第三，需要充分考虑为中白两国开展中医药国际传播战略进行保障，尤其是有效应对美西方国家的抹黑、污蔑等等。

与上述相类似的案例为：2021 年 11 月，中国驻白俄罗斯大使馆关于"中白工业园中医药产品新闻发布会暨园区合作协议签约仪式"的相关报道称：中国驻白俄罗斯大使谢小用指出，中医药是中华文明的一张靓丽名片，凝聚着中华民族祖先对环境、人与疾病的深刻认知和智慧。当前，新冠肺炎疫情仍在全球肆虐，在疫苗防护效果未能达到百分之百的情况下，有效、便捷、低成本的新冠肺炎治疗方案具有很大需求。中国国内外医学研究和抗疫实践表明，中医药不仅对轻型、普通型新冠肺炎有很好的疗效，对救治重症患者也有显著优势，可使新冠重症病死率从 21% 下降到 5%。中国金台文院研发的"灵兰疫清胶囊"在治疗白俄罗斯及周边国家患者的实践中被证实疗效显著，为患者减轻了病痛，带去了生机和希望。从今年 2 月 9 日中国金台文院发起成立的新时代生物科技有限公司入驻中白工业园预签约仪式，到 10 月 14 日该公司研发的新冠特效药"灵兰疫清胶囊"获得白俄罗斯卫生部颁发的紧急使用许可，仅用了创纪录的 8 个月时间。"灵兰疫清胶囊"的成功研制和在白顺利获批是双方有关部门和企业共同努力、密切配合的结果，是两国医疗卫生领域合作的一大突破，是世纪疫情之下中白两国坚定发展全面战略伙伴关系的生动实践，不仅对中白合作抗击新冠疫情、保护人民生命安全具有重大意义，同时也为全球抗疫斗争带来福音和中白联合解决方案。"灵兰疫清胶囊"在白获批标志着中白中医药合作迈出了关键一步，双方在该领域的合作前景广阔。希望在白俄罗斯相关部门的大力支持和帮助下，新时代生物科技有限公司的抗疫药品能够尽快在中白工业园内投产，早日为白和周边国家彻底战胜疫情发挥积极作用；同时，也为下一步更多中国中医药企业入驻"一带一路"的明珠项目中白工业园，并打造强势中医药产业集群、构建中白卫生健康共同体、构筑中白务实合作新的增长点创造良好条件[①]。在上述表态中，关于新冠特效药"灵兰疫清胶囊"、中国与白俄罗斯关于中医药的有效合作等等构成中国与白俄罗斯在共建"一带一路"框架下开展有效合作的重要成果；中医药高质量融入共建"一带一路"能够发挥具有明确普遍性的指导性意义。同时，白俄罗斯第一副总理斯诺普科夫表示，2021 年 6 月 11 日，卢卡申科总统签署了完善工业园营商环境的新版总统令，为园区发展医疗和中医药领域合作提供了一系列制度便利。今年，白俄罗斯卫生部

---

① 谢小用大使线上出席中白工业园中医药产品新闻发布会暨园区合作协议签约仪式并致辞［EB/OL］.（2021–11–05）［2022–08–01］.http://by.china–embassy.gov.cn/sssgxwdt/202111/t20211106_10445183.htm.

在极短时间内完成了白境内首个新冠肺炎防治中药"灵兰疫清胶囊"的注册，使其得以在上海进博会精彩亮相。希望新时代生物科技有限公司抓住这一机遇，尽快在中白工业园内组织该药物生产，助力园区打造制药产业集群，有效分配并合理利用各方资源，提高药物普及性，为共建人类卫生健康共同体做出积极贡献①。这一表态说明，白俄罗斯借助"一带一路"建设的典型平台（中白工业园区）支持中药"灵兰疫清胶囊"投产。中药"灵兰疫清胶囊"的注册乃至将来的生产，是中国与白俄罗斯在"一带一路"框架下开展有效合作的充分实践。

按照上述表态，围绕新冠特效药"灵兰疫清胶囊"相关的中医药国际传播工作部署，在对接关于中白两国中医药合作相关国际传播的基础上可以围绕"灵兰疫清胶囊"进一步开展专门性国际传播规划。相关的中医药国际传播工作规划如下：第一，动员中国、白俄罗斯乃至白俄罗斯周边国家（包括后苏联空间中相关国家、中东欧国家）的媒体积极宣介新冠特效药"灵兰疫清胶囊"的良好效用；第二，围绕新冠特效药"灵兰疫清胶囊"的国际传播，积极展现中国在白俄罗斯相对有效的国家形象塑造，尤其是大国形象的塑造等等；第三，将新冠特效药"灵兰疫清胶

① 谢小用大使线上出席中白工业园中医药产品新闻发布会暨园区合作协议签约仪式并致辞［EB/OL］.（2021-11-05）［2022-08-01］.http://by.china-embassy.gov.cn/sssgxwdt/202111/t20211106_10445183.htm.

囊"的国际传播活动与共建"一带一路"高质量发展进行密切结合，将这一国际传播给予必要的提升与优化。

同时，关于中白两国中医药国际传播的实践分析，可以进一步结合以下案例。早在 2021 年 8 月 4 日，谢小用大使在接受白俄罗斯国家通讯社记者专访时表示：今年可以说是中白中医药领域合作的标志性年份。3 月，中国金台文院中医药产业项目（新时代生物医药科技有限公司）入驻中白工业园，在白生产金台文院研发的有效抗击新冠肺炎中药制品——"灵兰疫清"中药颗粒。这一药品在乌克兰、俄罗斯等国的抗疫实践中被证实疗效显著，并正销往阿塞拜疆及其周边国家。7 月，中白深度合作区暨中白国际中医药健康产业园项目在中白工业园签约，不仅代表着两国务实合作的新模式和新尝试，还将带动双方在医药健康、农业、技术、文化等领域的深度合作。希望双方利用好中白工业园这个平台，进一步发挥中白两国优势互补、共创共赢的巨大潜力，打造"一带一路"的特色亮点以及全球中医药国际化发展制高点，使中医药瑰宝惠及全人类①。从上述表态分析，谢大使的讲话回溯了 2021 年中白两国在中医药领域合作的发展历程，结合中白两国优势互补的现实与

---

① 谢小用大使就今年上半年中国经济发展成就、中白务实合作、中白中医药合作、新冠病毒溯源等问题接受白俄罗斯国家通讯社专访［EB/OL］.（2021-08-04）［2022-08-01］.http://by.china-embassy.gov.cn/sssgxwdt/202108/t20210805_8960230.htm.

共同参与"一带一路"建设的实践等，展现了中医药合作之于两国合作的战略性意义。结合中白两国在共建"一带一路"框架下开展的积极合作的现实，中白工业园展现了两国合作的重要成就，而且在中白两国中医药合作的平台发挥了作用。

与上述表态相关的中医药国际传播工作在于应借助相应的国际传播工作推进，积极展示中医药之于白俄罗斯医疗卫生事业尤其应对新冠肺炎疫情中的积极作用。同时结合中医药高质量融入共建"一带一路"现实部署，相应的中医药国际传播工作的开展可以进一步诠释为：第一，中国在白俄罗斯的中医药国际传播是立足于中国与白俄罗斯在"一带一路"建设框架下相关有效合作在国际传播领域的积极表现。中医药国际传播能够为中白两国的合作提供相对有效的合法性建构支持。第二，围绕中药"灵兰疫清胶囊"的相关国际传播，有助于积极扩展中医药在白俄罗斯的有效影响。同时，可以为中医药在白俄罗斯的积极作用释放展示应有的舆论导向塑造等等。结合中医药国际传播在白俄罗斯的未来发展解析，应考虑结合中白两国现有合作的落实与完善，为中医药国际传播提供更为有效的宣介与阐释，进而强化相应的战略传播效应。

按照上述案例研究，关于中医药国际传播的内容界定相应的梳理与分析可以大致从以下三个方面给予说明：

第一，中医药国际传播意在符合中国对外交往、中国与更多国家开展积极互动的相关战略需求。战略需求体现为随着中国正在全球事务中发挥着不可或缺的积极作用，中国能够为全人类的发展提供不可或缺的支持。进入 21 世纪第三个十年以来的全球战略博弈已经表明，国际传播对于中国对外战略的战略性作用不可或缺。中医药国际传播作为展现中国积极参与国际事务的重要环节之一，正在发挥着相当重要的作用。

按照中医药国际传播的内容界定分析，大致可以归纳为：一，为中医药使用的合法性确立必要的支持，同时确立中医药在对象国家的话语权；二，将中医药在对象国家的推广，给予必要的说明；三，要积极缓解对象国家舆论环境中对于中医药的误解；四，对于美西方国家有意抹黑、污蔑乃至打压中医药的行为应做好相应的准备。依循上述阐释，中医药国际传播的内容构成相对丰富。

第二，中医药国际传播意在展示中国对于更多国家在医疗卫生事业相关领域的支持。从现有的中医药全球推广现实分析，中国与更多国家之间围绕中医药合作的落实与完善已经不再局限于医疗卫生事业本身，而是拓展到相应的经济、社会、教育乃至文化等诸多领域。

依循中医药国际传播的内容阐释，随着中医药全球推广的落实，中医药国际传播应落实良好的议题设置、话语建构。这主要表现为积极宣介中医药在对象国家的良好形象：一、从中医药在对象国家医疗卫生事业中的积极作为出发，诠释中国与对象国家的共识；二、全面解读中医药之于对象国家的贡献（医疗、经济乃至社会等）；三、助力对象国家的媒体、受众形成对于中医药良好的形象认知等。

第三，中医药国际传播意在实现中国声音、中国故事在全球化表达、区域化表达与分众化表达——优化中医药在全球范围内对于中国国家形象塑造的支持。中医药国际传播有利于国家形象的积极塑造，并有助于中国推进人类卫生健康共同体的中国主张、中国智慧、中国方案。

借助中医药国际传播的内容梳理与分析，应进一步注重优化相应的国际传播表达效果，尤其是在具体实践中。比如，针对对象国家医务人员的精准传播实施目前还缺乏相应的实施方案。但可以考虑借助中医药国际培训的相关实践，将中医药精准传播的相关内容付诸实施：一、可以支持与资助针对对象国家医务人员的中医药科学知识传播；二、结合应对新冠肺炎疫情等大规模疫病的中医药预防知识传播；三、针对对象国家医疗卫生事业发展的具体状况的中医药保健知识传播。

从中医药国际传播的整体发展态势解读，理应建构相对完善的中医药国际传播工作体系。中医药国际传播工作体系主要是指在明确中医药国际传播的领导机构与协作机构的前提下，明确相应的中医药国际传播的实施方案，同时逐步完善中医药国际传播评价工作等等。中医药国际传播工作体系的形成源自中医药国际传播内容界定。但同时有必要指出的是，到 21 世纪第三个十年初期，中医药国际传播工作体系尚处于初创阶段，可以进一步结合中医药国际传播的模式构建给予相应的积极探索。

结合中医药国际传播内容界定的相关分析与论证，既有的案例和相关归纳解读等已经表明中医药国际传播的落实与完善符合当前百年未有之大变局与世纪疫情相互交织的时代性需求，其内容设定符合当前中医药全球推广的基本态势。同时应考虑的是，随着中医药全球推广的不断落实，中医药国际传播的内容除了覆盖与支持中医药形象塑造、积极落实中医药高质量融入共建"一带一路"、人类卫生健康共同体引导下的中医药推广外，也可以考虑在更为广泛的时空范围内进一步落实与优化中医药海外推广。同时，作为中医药文化海外传播的具体组成部分，中医药国际传播的落实应强化内容优化、内容拓展等。

第二节 中医药国际传播的模式构建

中医药国际传播的模式构建源自《"十四五"中医药发展规划》中关于"加快中医药开放发展"的相关规划——"助力构建人类卫生健康共同体""深化中医药交流合作""扩大中医药国际贸易"三个方面的内容。关于这三个方面的相关分析与论证，可以解读为中医药国际传播相关研究实现充实与完善的政策性分析起点。

在"助力构建人类卫生健康共同体"方面，《"十四五"中医药发展规划》（后文简称《规划》）指出：积极参与全球卫生健康治理，推进中医药参与新冠肺炎等重大传染病防控国际合作，分享中医药防控疫情经验。在夯实传播应用的基础上，推进中医药高质量融入"一带一路"建设，实施中医药国际合作专项，推动社会力量提升中医药海外中心、中医药国际合作基地建设质量，依托现有机构建设传统医学领域的国际临床试验注册平台。指导和鼓励社会资本设立中医药"一带一路"发展基金。推进在相关国家实施青蒿素控制疟疾项目①。按照上述规划，中医药国际传播落实可以考虑以下相关方面的内容：第一，中医药国际传播立足于支持中医药全球推广，以支持全球医疗卫生治理；第二，中医药全球推广的基本方式为中医药国际合作，尤其是经验分享，应同时兼顾到中医药高质量融入共建"一带一路"的战略安排，以此推动中医药国际传播；第三，推动中国全球推广的社会参与（包括社会资本等），优化中医药国际传播；第四，明确中医药全球推广的平台建设，推动相应的项目等（如青蒿素），进而支持中医药国际传播内容。围绕上述内容的中医药国际传播的设想，基于中医药全球推广（包括中医药国际合作等）的中医药国际

---

① 国务院办公厅关于印发"十四五"中医药发展规划的通知：国办发〔2022〕5号〔A/OL〕.（2022-03-03）〔2022-08-01〕.http://www.natcm.gov.cn/guicaisi/zhengcewenjian/2022-03-29/25694.html.

传播构成当前传播模式建构的前提。

在"深化中医药交流合作"方面，《规划》指出：巩固拓展与有关国家政府间中医药合作，加强相关政策法规、人员资质、产品注册、市场准入、质量监管等方面的交流。鼓励和支持有关中医药机构和团体以多种形式开展产学研用国际交流与合作。促进中医药文化海外传播与技术国际推广相结合。鼓励和支持社会力量采用市场化方式，与有合作潜力和意愿的国家共同建设一批友好中医医院、中医药产业园。加强与港澳台地区的中医药交流合作，建设粤港澳大湾区中医药高地，打造高水平中医医院、中医优势专科、人才培养基地和科技创新平台①。按照上述规划，关于中医药国际传播的理解为：第一，政府间合作构成中医药国际合作（服从于中医药全球推广）的基本前提；结合当前中医药合作的现实审视，政府间合作意向、合作共识的达成，是中医药文化海外传播与技术国际推广的必要条件。如果缺乏政府间合作，中医药全球推广乃至中医药国际传播很可能沦为空中楼阁。第二，产学研用国际交流与合作、中医药文化海外传播和技术国际推广为中医药国际传播明确相应话语与议题的关键所在。同时，友好中医医院、中医药产业园也可以为中医药国际传播提供不可或缺

---

① 国务院办公厅关于印发"十四五"中医药发展规划的通知：国办发〔2022〕5号〔A/OL〕.（2022-03-03）〔2022-08-01〕.http://www.natcm.gov.cn/guicaisi/zhengcewenjian/2022-03-29/25694.html.

的支持。比如，在中国—中东欧国家合作框架下，中医药国际传播话语与议题的落实对于中国在中东欧落实传播攻势提供支持；同时，中医药国际传播在中东欧的有效推进，对于中国在中东欧树立与巩固良好的国家形象、造成的国际影响等，展示了应有的积极作为。第三，人才培养基地和科技创新平台为中医药全球推广的基础与支撑，有效支持了中医药国际传播的充分实施。如果缺乏中医药国际传播的平台，传播的有效性将很可能大打折扣。

在"扩大中医药国际贸易"方面，《规划》指出：大力发展中医药服务贸易，高质量建设国家中医药服务出口基地。推动中医药海外本土化发展，促进产业协作和国际贸易。鼓励发展"互联网＋中医药贸易"。逐步完善中医药"走出去"相关措施，开展中医药海外市场政策研究，助力中医药企业"走出去"。推动中药类产品海外注册和应用[①]。对照这一规划，中医药国际传播体现为：第一，从中医药服务贸易到国家中医药服务出口基地、从中医药海外本土化发展到产业协作和国际贸易，均在相当程度上说明中医药全球推广呈现明确的战略级规划；中医药国际传播对于中医药国际贸易发展提供了必要的也是不可或缺的舆论支持、舆论保障等。第二，"互联网＋中医药贸易"、中医药

---

① 国务院办公厅关于印发"十四五"中医药发展规划的通知：国办发〔2022〕5号〔A/OL〕.（2022-03-03）〔2022-08-01〕.http://www.natcm.gov.cn/guicaisi/zhengcewenjian/2022-03-29/25694.html.

"走出去"等相关设想为中医药国际贸易的发展与拓展提供了必要的导向；中医药国际传播的作用意在借此强调中医药全球推广的战略优势。第三，中医药海外市场研究、海外注册和应用等确立了中医药全球推广的相关保障；结合中医药国际传播的发展趋势，这些保障需要在国际舆论博弈中争取进程。

按照《规划》的中医药全球推广相关主张，上述分析论证构成中医药国际传播的模式构建的基础。之所以提出模式构建，是因为更多地考虑到中医药国际传播自身的发展态势优化与争取规模效益。同时，中医药国际传播的模式构建应充分考虑在国家卫生健康委员会、国家中医药管理局的领导下，确立有效支持中医药全球推广的国际传播工作，从而展现中医药文化的海外传播。中医药国际传播作为中医药文化海外传播的具体内容之一，需要依托模式建构以优化现有的国际传播态势。具体而言，在国家卫生健康委员会、国家中医药管理局领导下中医药国际传播的模式构建，可以从以下五个方面给予相应的落实：

第一，国家卫生健康委员会、国家中医药管理局需要考虑为中医药国际传播确立必要的战略实施规划。应将中医药国际传播的积极部署、有效实施作为中医药文化海外传播的落地进程，进而作为中医药全球推广的核心给予重视。在中国与世界关系的整体塑造中，人类卫生健康共同体的积极构建、中医药全球推广的作用理应借助中医药国际传播给予落实与完善。

在中医药国际传播的具体战略规划中，国家中医药管理局应对中医药国际传播在既有和未来的工作安排给予充分重视并提供政策支持。更为重要的是，关于中医药国际传播的战略规划，需要根据当前与未来我国对外交往的整体态势给予明确。应认识到，在海外受众充分认可与明确支持中医药的基础上，中医药全球推广的落实与完善能够获得有利条件。

第二，应确立中医药国际传播的具体实施机构，并将中医药国际传播理念给予充分落实，且具有根据中医药国际传播效果实现发展优化的能力。虽然目前我国尚无专门性的中医药国际传播机构，但这并不意味着中医药国际传播的战略规划难以实现、工作无法落实。不过，在今后的不断发展中应考虑在国家中医药管理局的统筹安排与协调下，进一步明确中医药国际传播的具体实施，有效落实国际传播实施机构或部门及其相关职能的工作安排。

应明确中医药国际传播的实施机构，并制定工作规划与工作规则。如中医药国际传播的工作指向与当前国际传播能力建设的相关性体现为中医药国际传播的实践应服从于加强国际传播能力建设的需求：一、应满足中医药全球推广对于中国国家形象积极塑造的需要；二、应契合中国在全球医疗卫生事业中争取话语权的需求；三、应符合中国积极倡导人类卫生健康共同体的基本战略布局。结合中医药国际传播的具体案例解读，如在中国与柬埔寨、中国与白俄罗斯之间的中医药合作中，其中医药国际传播工作实施，意在积极塑造中国在上述两国当中的国家形象、有效运用对于中医药的话语权等，同时为人类卫生健康共同体建设的落实提供支持。

第三，应确立中医药国际传播实施机构与国际传播机构的联动工作机制。在我国加强和改进国际传播工作的大局引领下，将上述联动工作机制的落实与完善，作为中医药国际传播有效实施的现实支撑。结合中医药国际传播的具体工作部署解析，应注重中医药管理机构与现有的国际传播机构之间开展合作。

我国现有的国际传播工作格局（1+5+N，"1"是指中国国际电视台，"5"是指新华社、人民日报、中国国际广播电台、中央广播电视总台、中国新闻社，"N"指其他）中，落实中医药国际传播需要中医药国际传播机构与上述相关机构之间的工作关联强化。这一强化意在强调，对现有的国际传播机构与中医药管理部门之间的一般性工作关联加以强化，特别是可以考虑在国家中医药管理局或者其他相关部门设置负责中医药国际传播的专门部门，以推动上述联动工作机制的落实与完善。

第四，应保障中医药国际传播的战略协调，即在现有中医药国际传播的联动工作机制有效运行的基础上搭建跨部门的工作体系并重视协调更多的外事部门、地方政府等参与其中。要明确认识到的是，中医药国际传播的落实与优化并非局限于中医药管理机构、国际传播机构，而是需要拓展为相对完善的工作体系。比如，在中医药高质量融入共建"一带一路"的相关规划中，应充分重视中医药国际传播的联动工作机制所发挥的作用：一、中医药国际传播的联动工作机制应考虑中医药国际传播的指导机构、实施机构与现有的"一带一路"建设负责机构（包括国家发展和改革委员会、外交部、商务部、中国国际合作署等部门）之间，确立关于中医药国际传播在共建"一带一路"中的工作规划并付诸实施。二、中医药国际传播的联动工作机制可以依循当前"一带一路"建设的舆论困境治理，将中医药国际传播的积极作用释放融入其中，如中国与"一带一路"沿线国家之间的中医药合作，相应的中医药国际传播不仅展现了中医药自身的良好作用，而且展现了中医药对于相关国家医疗卫生事业改善的积极支持。

同时，中医药国际传播的联动机制运行可以充分依据当前共建"一带一路"建设的发展态势，结合中国与"一带一路"沿线国家在医疗卫生领域的合作态势采取相对有效的举措。相应的机制运行重点不仅要涉及优化中医药在"一带一路"沿线国家的基本发展态势，而且要能够有效应对美西方国家舆论在"一带一路"沿线国家的挑衅等。

第五，优化中医药国际传播的发展态势，尤其需要助力与强化中医药国际传播在现有国际传播体系中的作用。

应认识到在当前中国的国际传播体系建设中类似中医药国际传播的专门性国际传播实践与研究多处于空白阶段、初创时期。因此，要重视中医药国际传播的体系建设，至少要关注到与中医药国际传播工作的参与者（包括企业、医院在内的中医药全球推广的直接行为体，中医药国际传播的媒体，公众等），同时建立必要的工作协调机制等等。

关于上述工作协调机制的确立，需要明确能够有效支持中医药国际传播积极开展的工作理念。中医药国际传播工作协调机制的现有探索中，一方面要考虑与顾及国家中医药管理局等中医药主管机构的地位；另一方面要兼顾相应的国际传播机构的作用。这一工作协调机制得以发挥作用的发力点在于：对于中医药管理机构而言，缺乏关于国际传播的相关理念与专业技术人员；对于国际传播机构而言，缺乏关于中医药专业知识的了解，这需要中医药管理机构与国际传播机构之间明确相应的协调机制并确立工作联络机制等等。

随着中医药国际传播的推进，应建立有助于优化中医药管理（全球公共治理）的传播模式构建；结合当前全业态国际传播体系建设的落实与完善，应进一步明确中医药国际传播的战略设计、实施平台建设、受众管理、产品布局等内容。中医药国际传播的模式构建能够为中国在事关中医药的国际舆论博弈中争取主动。中医药国际传播的模式构建能够充分提升中国对于全球事务的有效影响。

结合中医药国际传播模式的案例，新闻报道指出：中医药是中华优秀传统文化的重要组成部分和典型代表，如今已传播至 196 个国家和地区。日前，在中国对外书刊出版发行中心（国际传播发展中心）、中华中医药学会联合主办的首届中医药文化国际传播论坛上，与会专家认为，要用受众认可的方式和语言向世界展示中医药文化魅力。中医药作为中华民族原创的医学科学，从宏观、系统、整体角度揭示人的健康和疾病的发生发展规律，体现了中华民族的认知方式，深深地融入民众的生产生活实践中，形成了独具特色的健康文化和实践。如今，中医药已成为感知中华文化的生动载体[①]。这一报道表明，中医药国际传播具有相当坚实的基础与条件。按照上述介绍，中医药全球推广的落实已经在相当程度上得到明确的彰显。根据 2022 年7 月首届中医药文化国际传播论坛的情况，相关表态为理解中医药国际传播的现实提供了必要的指导。中国外文局局长、中国翻译协会会长杜占元介绍，《中国国家形象全球调查报告 2020》显示有 30% 的海外受访者接触或体验过中医药文化，超过 80% 的体验者对中医药文化持有好印象。世界针灸学会联合会主席刘保延介绍，目前，针灸已在 190多个国家和地区得到应用。世界针灸学会联合会贯彻"以针带医、以针带药、以针载文"的理念，在多个国家举办

① 田晓航，沐铁城. 中医药文化：受众认可才能有效传播［EB/OL］.（2022–07–06）［2022–08–01］.http://www.news.cn/2022–07/06/C_1128809701.htm.

文化展览、义诊等活动，与世界卫生组织、上合组织等国际组织密切合作推动传统医学发展。在对外出版方面，外文出版社社长兼总编辑胡开敏介绍，从 20 世纪 70 年代开始，外文出版社用英、法、西、俄、阿、德、日、韩等多种文字出版了 300 多种传统中医药典籍及中医医学、中医养生保健、中医药汉外词典等图书。尤其是关于中国针灸的英文版系列图书，在让世界认识中医药、感知中医药文化魅力上产生了重要影响。时任国家中医药管理局局长于文明认为，今后要深化中医药交流合作，促进中医药文化海外传播与技术国际推广相结合；积极拓展中医药文化交流传播新途径，创新中医药文化国际传播新范式，让中医药成为中外人文交流的亮丽名片[①]。关于上述表态，可以明确认识到：在中医药国际传播的模式构建落实中，中国外文局与国家中医药管理局之间在中医药文化国际传播相关领域存在共识发挥了必要的乃至不可或缺的作用。围绕中医药文化国际传播的共识达成，能够形成相应的中医药文化国际传播指导理念。同时，作为国内顶级国际传播机构的中国外文局，借助其自身的优势，与国家中医药管理局之间可以形成旨在推动中医药国际传播的工作协调机制，继而优化中医药国际传播态势。

为统一中医药术语翻译行业标准、提高中医药术语翻译质量，中国外文局翻译院、中国对外书刊出版发行中心

---

① 王青云.于文明出席首届中医药文化国际传播论坛［EB/OL］.（2022-07-05）［2022-07-06］.http://www.news.cn/2022-07/06/C_1128809701.htm.

（国际传播发展中心）、外文出版社在论坛上联合发布"中医药文化国际传播抗疫相关术语英译参考"，正式启动中医药术语英译行业标准相关工作①。关于中医药术语的翻译，可以结合"中医药文化国际传播抗疫相关术语英译参考"，主要涉及以下内容：

中医药文化国际传播术语②

序号	中文	英文
1	人类卫生健康共同体	a global community of health for all
2	全球团结抗疫	global cooperation against Covid-19
3	共筑多重抗疫防线	building a multi-layered defense against Covid-19
4	弥合疫苗鸿沟	closing the vaccine gap
5	外防输入、内防反弹	preventing both inbound cases and domestic resurgence
6	缩小免疫鸿沟	narrowing the immunization gap
7	中医抗疫	the role of TCM in the fight against Covid-19
8	一人一策、一人一方	personalized diagnosis and treatment
9	人民至上、生命至上	（1）putting people and lives first （2）putting people and lives above everything else

① 田晓航，沐铁城.中医药文化：受众认可才能有效传播［EB/OL］.（2022-07-06）.http:////www.news.cn/2022-07/06/C_112809701.htm.

② 杨彦帆.中医药抗疫术语如何翻译？英译参考来了［EB/OL］.（2022-07-05）［2022-08-01］.https://www.hubpd.com/#/detail?contentId=3458764513821970967.

续表

序号	中文	英文
10	辨证论治	treatment based on pattern differentiation
11	三因制宜	considering factors of seasons, environment and body constitution in treating diseases
12	治未病	preventing the occurrence, development and recurrence of disease
13	三药三方	（1）three TCM drugs and three herbal formulas （2）three finished drugs and three herbal formulas
14	熏蒸预防法	moxa fumigation for prevention
15	滴喷预防法	nasal or oral spray for prevention
16	艾灸疗法	moxibustion therapy
17	推拿	tuina
18	针刺疗法	acupuncture therapy
19	情志疗法	emotion adjustment therapy
20	五行音乐法	music therapy based on the theory of the five elements
21	呼吸疗愈法	breathing therapy
22	和解少阳	harmonizing the Shaoyang Meridian
23	固护元气	preserving original qi
24	肺脾气虚证	lung and spleen qi deficiency pattern
25	气阴两虚证	qi and yin deficiency pattern
26	补气健脾	replenishing qi and strengthening the spleen

续表

序号	中文	英文
27	补中益气	replenishing the spleen and stomach qi
28	益气养阴	replenishing qi and nourishing yin
29	寒湿郁肺证	cold-dampness stagnating in the lung pattern
30	湿热蕴肺证	dampness-heat accumulating in the lung pattern
31	湿毒郁肺证	dampness-toxins stagnating in the lung pattern
32	寒湿阻肺证	cold-dampness obstructing the lung pattern
33	疫毒闭肺证	epidemic toxins blocking the lung pattern
34	化湿败毒方	dampness-resolving and detoxifying preparation
35	气营两燔证	intense heat in both qi and ying phases pattern
36	内闭外脱证	internal block and external collapse pattern

按照上表内容，中国外文局翻译院、中国对外书刊出版发行中心（国际传播发展中心）、外文出版社等发布的中医药文化国际传播翻译相关标准对于当前与未来的中医药国际传播而言具有相当重要的意义。上述关于中医药文化国际传播术语的确立，可以为中医药国际传播模式建构在实质性的操作中提供相当必要的支持。结合中医药国际传播模式建构的现实，借助中医药文化国际传播术语的解读，

可以诠释为积极推进中医药国际传播模式建构。有必要指出的是，基于中医药国际传播的现实解析：中医药国际传播的落实更多地依循于中医药对于全球范围内应对新冠肺炎疫情的积极参与。从更为广泛的视角解读，以上阐释中关于中国外文局与国家中医药管理局的相关合作可以为中医药国际传播模式的建构提供比较有效的探索。结合这一探索解读，可以进一步为中医药国际传播的积极发展优化相应的指导。

第三节　中医药国际传播的内容优化

全媒体时代的到来，在中国与美西方国家之间的对抗乃至在全球范围的国际战略博弈中得到相对明确的体现；中医药国际传播的作用在于，应积极适应全媒体时代的发展需求，给予必要的优化。优化态势涉及：积极塑造中医药国际传播的战略环境，尤其是积极培育支持中医药国际传播的声音；积极扩大中医药国际传播的影响范围，同时契合当前中国国际传播效能加强的现实，积极寻求中医药在全球范围内积极推广并落实必要的智力支持等等。

在当前与未来的中医药国际传播的内容优化中，建议优先考虑在中医药管理机构的领导下，推动中医药智库的作用发挥。其中，能够发挥核心作用的是中国中医科学院，其作为智库的作用发挥，在中医药国际传播的内容优化中可以大致归纳为以下三个方面：

第一，明确中国中医科学院关于中医药国际传播的指导方针与内容厘定。其中指导方针是，中医药国际传播应作为中医药全球推广的核心进程之一；中国与更多国家之间的中医药合作，应当融入中医药国际传播。中医药国际传播内容是指要在国际传播活动中明确中医药的合法性、有效性等，展示中医药对更多国家及全球医疗卫生情况的改善乃至显著贡献。

考虑争取国家中医药管理局对于中医药国际传播在中国中医科学院落实的指导，尤其是政策支持。应明确认识到，中医药国际传播势必需要相当有效的政策支持。理解与诠释政策支持，不仅体现为在现有的中医药发展规划中明确中医药国际传播的作用；而且体现为在中医药走向世界的实践中，切实落实有效的中医药国际传播。

第二，可以在条件成熟的情况下，结合中国中医科学院的现有职能，推动中医药国际传播的落实与完善。可以考虑中国中医科学院相关媒体参与其中：首先，要明确现有的、可以参与中医药国际传播的媒体（如报纸、期刊等）；其次，通过国际传播机构，对于入选媒体人员开展中医药国际传播的专门培训；再次，尝试推动入选媒体的改革，设置英文、法文、西文和俄文等多语种版面并给予必要的优化；最后，推动旨在实现中医药国际传播的媒体开展国际发行（可以借助现有的国际传播机构支持）。根据上述工作设想，可以实现中医药国际传播的有效落实。

在上述工作设想中，应重视在中国中医科学院的现有工作框架下，明确相应的职责、投入与保障。其中职责涉及推动上述媒体改善中明确改革的主体与改革趋向，比如相关中医药类报纸、期刊的改革；其改革投入，不仅将涉及必要的财政支出，而且也涉及相对完善的政策支持，包括人员的转岗与分流、新员工招聘等；至于保障，更多地涉及保障中医药国际传播相关的举措落实，尤其是保障受到改革影响的员工利益。应认识到的是，中医药国际传播的相关改革客观上很可能造成现有的工作格局出现变化，对此，如果中国中医科学院作为实施涉及中医药相关媒体改革的主导机构，应考虑做好相应的准备工作。

第三，涉及中国中医科学院推动更多的单位参与中医药国际传播。应充分认识到中医药国际传播的有效推进尤其是逐步优化，并不能将所有的任务与责任归于中医药管理部门或相关科研事业单位，而是需要考虑中医药管理部门等与国际传播机构的共同努力。同时，在地方政府层面，在地方政府外事活动和中医药国际传播活动中，也需要考虑相应的举措。比如，可以为地方政府的中医药国际传播活动提供必要的支持。

结合百年未有之大变局与世纪疫情相互交织的大背景，中医药国际传播切实需要更多部门参与与协调，应考虑明确具有中枢机构属性的单位参与其中。以中国中医科学院为例，可以考虑中国中医科学院联系国际传播机构、地方中医药管理机构等，开展中医药国际传播在地方外事活动中的战略性作用发挥。

中医药国际传播的内容优化，可以尝试按照上述布局落实尝试。上一节中提出的国家中医药管理局作为推动中医药国际传播的主导机构，可以作为第一种方案。同时，还可以考虑由国家中医药管理局落实，而非仅仅将其作为中医药国际传播的领导机构。从国家中医药管理局的职能定位解析，国家中医药管理局领导下的中国中医科学院作为推动中医药国际传播主导机构，可以作为第二种方案。

对比上述两个方案，其中能够发挥具有关键性节点作用的单位在国家中医药管理局。结合国家中医药管理局工作规划设想，中医药国际传播内容优化的落实可以从以下三个方面着手：

第一，国家中医药管理局需要为中医药国际传播的落实提供比较全面的规划。除了协调国际传播机构外，同时也需要协调国务院新闻办公室以及其他国际传播机构，为中医药实现必要的战略传播确立前提。

中医药国际传播内容优化的落实需要借助上述协调尤其是结合中华文化"走出去"的战略布局。按照国家中医药管理局的现有工作规划，未来的中医药国际传播应作为对外工作的核心内容给予重视。比如，围绕当前与未来中国和柬埔寨的中医药合作，相应的国际传播工作不仅应体现为优化两国中医药合作的发展态势，积极助力柬埔寨医疗卫生事业发展，而且应体现为强化中医药全球推广的战略性影响。

第二，国家中医药管理局在中医药系统内部的工作布局中，对于中医药国际传播落实进行相应的战略性部署并提供实质有效的工作时间。首先，在国家中医药管理局的工作内容层面，需要明确中医药国际传播的必要性与重要性；其次，在与中医药国际传播相关的司局级部门（尤其各司的工作）的工作设想中，需要重视融入中医药国际传播的相关理念；最后，按照国家中医药管理局的发展规划，建议将中医药国际传播与当前的中医药全球推广进行密切结合。

国家中医药管理局内部的职能配置，除了可以指导中国中医科学院的规划外，还包括中华中医药学会、中国中医药报社、中国中医药出版社、中国中医药科技发展中心等下属部门，指导其积极开展中医药国际传播工作。据此，工作可以设想为：对于中华中医药学会，应在中医药国际学术交流活动中，落实中医药国际传播的工作，设置中医药国际传播的研究议题等；对于中国中医药报社，可以为中医药国际传播提供宣传导向并积极引导舆论发展；对于中国中医药出版社，可以设置专门的出版项目，为中医药国际传播提供的支持；对于中国中医药科技发展中心，可以为中医药国际传播中关于中医药科技的作用提供必要的支持，包括技术说明等。

第三，国家中医药管理局在协调与地方中医药管理部门的关系中，要落实关于中医药国际传播的内容。从国家中医药管理局与地方中医药管理机构（尤其地方卫生健康委员会等）的关系厘定解读，建议积极引导中国地方政府层面的中医药对外合作。基于这一前提，可以进一步推动地方政府层面关于中医药国际传播的工作。

结合当前中医药管理部门关于中医药国际传播的态势指导与掌握，既可以考虑从上述两个方案进行优化，又可以考虑充分吸收上述两个方案中对于当前与未来中医药国际传播的契合点。上述两个方案的关系并不是对立的，而是围绕中医药系统的具有关联性的工作规划。这一工作规划的落实，可以结合当前中医药文化海外传播的设想，优化中医药国际传播从模式建构到内容优化的进程。

中医药国际传播的落实具有的战略性作为在于，中医药管理部门（包括国家中医药管理局乃至归属该局的中国中医科学院）均可以作为中医药国际传播内容优化的工作方案指导机构。中医药国际传播的内容优化可以进一步落实为案例解析与研究。

对照这一设想，中医药全球推广的现实案例如 2021 年 4 月，中东欧中医药学会会长、匈牙利岐黄中医药中心负责人陈震指出：新冠疫情暴发以来，我们把中医门诊放到"云端"，安排大夫 24 小时值班，为的就是在疫情这个特殊时期，第一时间满足患者在中医药方面的需求。中医这扇"永不关闭的窗口"让匈牙利乃至中东欧地区民众增强了战胜疫情的信心。据我们初步统计，一年多来匈牙利岐黄中医药中心通过"云端"已接诊了 5000 至 6000 名新冠肺炎患者。同时，他也表示，中药抗疫的受欢迎度，在当地中药需求量猛增中可见一斑。疫情期间，他们制药厂加班加点，生产的与治疗新冠肺炎有关的中药已销售近千万包。同时，他还表态：中医药本来就已在匈牙利扎下了根，有良好的群众基础。经过此次疫情，构建人类卫生健康共同体意义更加凸显，希望以此为契机加大中医药国际交流，擦亮中医药"国家名片"，为人类健康带来更大福祉[①]。结合中医药在匈牙利有效推广的现实，应认识到中医药已经为匈牙利应对新冠肺炎疫情提供了支持。

有报道指出：中医药之所以能在匈牙利抗击疫情中发挥独特作用，是因为早在疫情暴发之前匈牙利民众就对中医药广泛认可。近年来，中医药的疗效日益得到国际社会认可和接受，中医药文化在匈牙利的影响力也不断增强。2015 年，匈牙利人力资源部颁布了有关中医药行医从业人员资格认定等相关规定，为中医在匈牙利合法行医奠定了法律基础。2019 年 10 月 11 日，匈牙利举办了首个"世界

---

① 袁亮.通讯：中医药助力匈牙利抗击新冠疫情［EB/OL］.（2021-04-26）［2022-08-01］.http://www.xinhuanet.com/world/2021/04/26/c_1127378737.htm.

中医药日"庆祝活动，来自中国和中东欧国家的百余名中医药专家及中医爱好者出席。匈牙利人力资源部国务秘书雷特瓦里·本采在活动上致辞说，中医药是世界人民的共同财富，是人类文明的结晶。同年 11 月，第十六届世界中医药大会暨"一带一路"中医药学术交流活动在匈牙利首都布达佩斯举行，来自 30 多个国家和地区的近 800 名中医药行业代表与会，就中医药传承与创新、中医人才培养等问题展开交流。此次大会进一步提升了中医药文化在匈牙利的影响力①。按照上述信息，应认识到中医药在匈牙利的有效推广已经取得了相对良好的效果，这些良好效果的取得为中医药在匈牙利乃至在中东欧的国际传播奠定了坚实的基础。理解中医药国际传播的上述基础，可以从以下三个方面给予诠释：第一，中医药文化在匈牙利的传播，是以匈牙利政府层面认可中医药作为基础的；第二，匈牙利通过"世界中医药日"庆祝等活动，展示对中医药的坚定支持；第三，涉及中医药文化在匈牙利的影响，同时相应的人才交流等活动，应得到重视。关于中医药在匈牙利的积极推广，2020 年的相关报道指出：据匈牙利《新导报》微信公众号消息，近年来，匈牙利积极推动中医药的落地与推广，建成第一家符合欧盟标准的中药厂，成为第一个

———————————

① 袁亮.通讯：中医药助力匈牙利抗击新冠疫情［EB/OL］.（2021-04-26）［2022-08-01］.http://www.xinhuanet.com/world/2021-04/26/c_1127378737. htm.

实施中医立法的欧洲国家，成立欧洲第一所中医特色孔子学院，建立中东欧地区第一家岐黄中医药中心、中东欧中药培植基地……中医药合作成为中匈两国合作的新亮点[1]。匈牙利国家食药监局副局长莫娜表示：疾病的预防和健康的维护尤为重要，中医药在这方面所发挥的作用不可取代。中医药被当地民众广泛接受，成为保护健康和预防疾病的重要手段。这些中医药产品在质量和有效成分上都符合相关的法律规定，几十年在当地广泛应用，成为人们生活中的重要组成部分。这一报道相当程度上可以视为中医药在匈牙利实现有效推广的现实性表述，尤其是关于中医药进入匈牙利的法律认可——这对于中医药推广的意义不言而喻。

围绕上述案例的相关解读，中医药在匈牙利的有效推广为中医药走向世界的典型案例。这一案例可以从中医药的全球推广推进到更为有效的外事战略实践；从更为广泛的中医药发展态势解读，中医药全球推广的落实中医药国际传播可以明确为，借助中医药在匈牙利案例，优化中医药国际传播模式构建。进而言之，结合中国—中东欧国家合作的基本现实与未来趋势，可以充分考虑借助中医药国际传播，强化中国对中东欧卫生健康事业的影响。应指出

---

[1] 中东欧中医药学会积极参与2020世界中医药日主题活动［EB/OL］.（2020-10-16）［2022-08-01］.http://www.chinaqw.com/zhwh/2020/10-16/272863.shtml.

的是，自 2022 年俄乌战争爆发后，中东欧地区国际形势渐趋紧张，中国在中东欧的战略态势更加微妙。这意味着中国需要借助中医药国际传播，至少在中东欧的国际舆论领域争取优势与主动。

依循上述分析，对于中医药国际传播内容优化的理解为：百年未有之大变局与世纪疫情相互交织的时代背景下，在客观上需要中医药全球推广，并在人类卫生健康领域发挥更大的积极作用；在主观上，正在不断走近世界舞台中心的中国，承担着更进一步的国际责任。在上述局面的影响下，中医药国际传播内容优化的落实意在契合当前时代发展的需求与更为有效地展现中国的国际形象。

结合中医药国际传播的现实，相应的内容优化可以从以下三个方面给予落实与呈现：第一，中医药国际传播内容优化，需积极宣介中医药全球推广的合法性解释；合法性解释源于中国与更多国家围绕中医药推广的法律保障。第二，中医药国际传播内容优化，需积极强化中医药所具有的有效性、有用性等；这一优化应呼应中国积极推进构建人类卫生健康共同体的倡议。第三，中医药国际传播内容优化，需强化中国与更多国家之间围绕中医药推广实现更为积极的合作，而非局限于现有的共识性合作；积极合作需展现在中医药的有效支持下，人类卫生健康共同体构建的逐步落实、完善等。

第三章　中医药国际传播的现实困境

在当前与未来可以预见的相当长的一段时期内，中医药在全球范围面临着的相对严峻的困境，突出地表现为中医药进入更多对象国行医合法性难以解决的问题。鉴于全球医疗卫生事业发展的基本态势，尤其是在西医占据支配性地位的前提下，中医药的全球推广遭遇到较大的困境。不仅仅表现为西医存在不认可、不承认甚至刻意阻碍中医药发展的问题，而且在于美西方国家对于中医药的有意诋毁与遏制、更多国家缺乏对于中医药的充分了解，以及部分国家自身医疗卫生事业发展境遇糟糕等诸多因素。

关于中医药国际传播面临着的上述困境，应充分认识到在现有的国际战略博弈环境、国际舆论环境中"西强我弱"局面尚未得到根本改善的前提下，这一困境的存在与持续构成中医药在全球范围内实现有效推广的障碍。有鉴于此，中医药国际传播的困境评估应认识到既有的现实。同时在本书中，较之重视研究客观方面的困境，也兼顾到中医药国际传播主观方面的不足。

第一节　中医药国际传播需要加强和
改进国际传播工作

　　加强和改进国际传播工作是当前与未来中国外事工作的核心进程之一；中医药国际传播是我国在"西强我弱"国际战略格局中争取优势与主动的具有关键意义的发力点之一。根据这一态势，当前在中医药文化海外传播的落实与完善中，中医药国际传播的战略规划不但要体现为破除当前面临的既有困境，而且要致力于强化自身优势构建。

　　中医药文化海外传播应作为中国文化"走出去"的重要组成部分，也应当落实相对有效的中医药国际传播战略规划。中国需要强化中医药国际传播的战略实施动能，其基本前提之一是推动中医药国际传播的困境治理。这需要积极契合中医药全球推广的现实，同时需要积极落实与不断加强、改进国际传播工作的相关战略布局与必要实践等。结合中医药全球推广的现实，中医药国际传播的落实应密切结合加强和改进国际传播工作的相关战略性部署。

　　首先需要确立中医药国际传播的媒体集群建设，尤其是实现中医药专门类媒体（如《中国中医药报》等），加强其国际传播的相关进程建设，同时为中医药类专门媒体提供国际传播能力建设的相关支持。与此同时，对于国际传播机构的建设，应重视其关注中医药国际传播的相关能力，比如培训具有一定中医药知识背景的国际传播专门人才等。

与中医药国际传播的媒体集群建设密切相关的是短时期内确立中医药专门媒体与国际传播机构之间围绕中医药国际传播的工作协调机制的能力。比如，针对中医药国际传播的专门性事件、重大事件等，可以通过媒体集群的作用提升与强化相应的传播效果。但结合当前中医药国际传播的困境解读，中医药国际传播的媒体集群建设迟滞，已经在相当程度上制约了中医药国际传播的积极开展。其更为深层次的原因在于，中医药类专门媒体与诸多国际传播机构之间互不隶属，尚未形成相应的工作协调机制。同时，中医药国际传播整体智力支持的规划也相对滞后。

其次，需要明确中医药国际传播的顶层设计与研究布局，这与加强国际传播能力建设具有相应的关联性。结合中医药国际传播的顶层设计分析，从国家卫生健康委员会到国家中医药管理局乃至中国中医科学院等，能否选取一个作为中医药国际传播的领导机构，还是设定或者成立专门性的中医药国际传播指导机构目前尚无定论。同时，关于中医药国际传播的研究布局尚缺乏相应的具有导向性的研究布局。比如，关于中医药国际传播的国家社会科学基金项目、专门委托项目等仍然缺乏相应的引导。

从当前中医药国际传播的困境解读，中医药国际传播的顶层设计困难在于现有的中国国际传播战略布局中应重视类似中医药国际传播等专门性工作，但现有的国际传播战略资源仍然相对有限、战略布局仍然存在某些瑕疵，需要结合中医药国际传播的积极落实给予相应的有效治理。当前中医药国际传播需求非常紧迫，但关于中医药国际传播的相关社会科学研究仍然相对滞后，相应的研究布局仍然存在一定的问题，有待于进一步完善和提升。

再次，需要重视中医药国际传播的话语体系与叙事体系，其中话语体系源自中医药国际传播的合理性、合法性；叙事体系源自中医药国际传播的成就。但结合既有的中医药国际传播发展态势分析，话语体系与叙事体系的作用释放仍然需要相应的时间投入与物质投入等。

结合中医药国际传播的困境治理解读，在当前中国国际传播相关的话语体系与叙事体系仍然缺乏有效的实施规划。中医药国际传播的话语体系和叙事体系建设存在相应的困境主要表现为：第一，中医药国际传播的话语体系和叙事体系缺乏必要的战略级规划尤其是选取相应的议题；第二，中医药国际传播的话语体系和叙事体系在现有的国际传播战略布局中相应的地位尚未得到明确。

复次，需要强化中医药国际传播的指导理念与发展纲领，尤其是在全面提升中医药国际传播效能中，其作用表现为将中医药国际传播在中医药管理的整个布局中给予必要的重视。结合中医药国际传播的现实与趋势解读，重视中医药国际传播应增加该方面的相关投入，同时应符合百年未有之大变局与世纪疫情交织的现实。

从中医药国际传播相关困境治理的视角分析，"中国精神、中国价值、中国力量"引导下的国际传播工作加强和改进的过程中，重要的指导理念与发展纲领有待于进一步落实与完善。从当前与未来中医药全球推广的现实与趋势解读，需要考虑将中医药国际传播的有效实践融入加强和改进国际传播工作的大局中。但中医药国际传播的关键性障碍在于中医药的相关翻译（有效翻译）在相当程度上制约着中医药国际传播的充分性。即使实现良好的英文翻译，但多语种翻译优化仍然是短时期难以逾越的障碍。

最后，中医药国际传播需要建立一支专门性的国际传播人才队伍，以提升中医药国际传播实施的有效性。但从中医药全球推广以及以此为基础的中医药国际传播现实解读，中医药国际传播人才处于明显匮乏的状态。调查现有的中医药国际传播人才培养现实，在中医药管理的相关机构中专门从事中医药国际传播工作的人员数量相对较少，在国际传播机构中了解中医药知识的国际传播从业人员也十分匮乏。

在当前中医药领域的人才队伍建设中，中医药国际传播人才建设仍然处于初创阶段甚至可以说尚未正式开始。其培养相对显著的困境在于需要培养了解中医药知识和国际传播理念的跨学科人才，但中国现有的高等教育体系中尚缺乏类似的专业设置和规划。鉴于此，可以考虑在各级党校（行政学院）的人才培养中设置专门培养中医药国际传播人才的项目和班次，但这也面临着相应的教资问题等。

结合加强和改进国际传播工作的现实，中医药国际传播作为其中的重要进程之一，除了重视上述困境的存在与持续外，在具体实践中也面临着具体的困境：第一，以比较研究的视角分析，在事关医疗卫生领域的国际传播活动中，美西方国家长期以来占据主导性地位、支配性地位。这意味着中医药国际传播在全球舆论中的推进与落实在相当程度上面临着来自美西方国家舆论优势的压迫与挑战。

在短时期内，尤其是从国际战略博弈环境到国际舆论环境，由于"西强我弱"格局难以得到有效改善，中医药国际传播所面临的客观压力也仍然存在。可以将其具象化为：美西方国家舆论将制约中医药国际传播的合法性建构，将阻止或破坏中国与更多国家之间围绕中医药合作的舆论协调，将发起遏制中医药国际传播的相关话语与议题等。应认识到，在美西方国家遏制中国、遏制非西方国家的战略情势没有得到有效改善的前提下，中医药国际传播的积极作用尚难以根本性地得到有效释放。

第二，基于当前"西强我弱"的国际舆论环境在短时期难以有效改变的现实，中医药国际传播的有效性释放仍然需要相应的时间投入、物质投入等。但从加强和改进国际传播工作的现有进度审视，为中医药国际传播的专项投入仍然相对较少。有必要考虑根据当前状况强化中医药国际传播的能力建设。

应考虑在短时期内围绕中医药国际传播的落实与完善推动中国自身的积极努力，同时关于中国与更多国家的中医药合作等应给予充分重视。比如，围绕新冠肺炎疫情的有效应对，相应的国际传播支持理应发挥更为有效的作用，而非局限于一般性的宣介。按照这一背景分析，中医药国际传播的作用在于加强和改进国际传播工作的现实与趋势，优化中医药在全球范围的境遇。其中最为基础的进程之一在于中医药国际传播的落实对于现有境遇的明确。在主观方面，涉及中医药的国际传播能力建设需要给予必要的投入；在客观方面，现有的国际舆论环境在相当程度上制约着中医药国际传播的顺利开展。即便如此，当前中医药管理机构的既有职能落实中，应认可既有的工作构成对于中医药国际传播有效实施的明确支持，更具有针对性、专门性的中医药国际传播应考虑借助中医药国际传播的困境治理给予落实与完善。

值得强调的是，在国家中医药管理局的现有工作实践落实中已经对于中医药国际传播给予了相应的重视，同时也充分契合了当前加强和改进国际传播工作的相关需求。在首届中医药文化国际传播论坛（2022 年 7 月）上，国家中医药管理局局长于文明表示：近年来，国家中医药管理局高度重视中医药医疗、保健及文化的交流合作，积极推动中医药高质量融入共建"一带一路"之中，使中医药成为民心相通和文明互鉴、构建人类卫生健康共同体的重要载体，充分发挥了中医药在卫生健康、经济、科技、文化、生态等方面的多元价值，中医药的国际认可度和影响力持续提升①。按照上述表态，应认识到中医药在全球范围内的推广已经取得了比较显著的成就。同时，关于近年来中医药全球推广的相关成就，他也指出：积极推动中医药参与全球疫情防控，成功举办 2021 上合组织传统医学论坛、2022 金砖国家传统医药高级别会议、中医药与抗击新冠肺炎疫情国际合作论坛，促成世界卫生组织召开中医药救治新冠肺炎专家评估会，评估会报告指出，中医药治疗新冠肺炎是安全和有效的，并建议各成员国进行借鉴和推广②。从以上表达分析，中医药在全球范围内的新冠肺炎疫情应对中，已经在上海合作组织、金砖国家组织、世界卫生组织乃至全球范围展示了中医药良好的治疗效果。但工作落实仍面临的相关困境在于在加强和改进国际传播工作尚未得到有效贯彻落实的前提下，中医药国际传播的相关工作规划似乎难以取得更好的效果。这一论断并不是否定国家中医药管理局在中医药国际传播中的既有成就，而是强调随着加强和改进国际传播工作的不断推进，中医药国际传

---

① 王青云.于文明出席首届中医药文化国际传播论坛［EB/OL］.（2022-07-05）［2022-08-01］.http://www.natcm.gov.cn/guohesi/gongzuodongtai/2022-07-06/27020.html.

② 王青云.于文明出席首届中医药文化国际传播论坛［EB/OL］.（2022-07-05）［2022-08-01］.http://www.natcm.gov.cn/guohesi/gongzuodongtai/2022-07-06/27020.html.

播的全面有效推进将能够实现对于现有困境更为有效的积极治理，并致力于取得更为积极的效果。

依托上述中医药国际传播的相关实践效果，可以进一步充分对标当前加强和改进国际传播工作的各项战略诉求，推动中医药国际传播工作相对有效的实施。同时，关于中医药国际传播的困境治理，更为重要的是提升治理体系和治理能力现代化建设。

结合当前的发展设想，应认识到明确落实加强和改进国际传播工作之于中医药国际传播的相关性和重要性：加强和改进国际传播工作的有效落实，能够为中医药全球推广的落实提供必要的支持。这一支持的关键在于加强和改进国际传播工作能够相当充分地支持相应的中医药国际传播困境治理。具体设想可以从以下三个方面着手：

第一，加强和改进国际传播工作意味着"讲好中国故事 传播好中国声音"的有效落实能够得到彰显，进而能够更为有效地实现"展示真实、立体、全面的中国"，同时结合百年未有之大变局与世纪疫情相互交织的现实与趋向，构成中医药国际传播的基本背景。也就是说，加强和改进国际传播工作，能够为中医药国际传播提供基本的基础支持与保障。

应认识到的是，加强和改进国际传播工作想要达到预期效果，客观上仍然需要相应的时间投入、物质投入等。因而，从主观上考虑，在中国加强国际传播能力建设得到落实的基础上，中医药国际传播就能够自然而然地取得相应的成就。但从中国与世界的关系实现积极塑造、中国在国际事务中更为有效地展现其国际责任乃至中国积极推动人类命运共同体建设等时代需求解析，中国需要有效释放中医药在全球范围内的积极影响，并非必须要等待中国国际传播能力建设得到大大加强、上升到世界顶尖水平之后，而是要在国际传播能力尚未有效破局的基础上，中医药国际传播与中国国际传播共同发力，并努力成为中国国际传播工作的亮点和突破。

第二，加强和改进国际传播工作能够为"构建中国话语和中国叙事体系"提供实质性的支撑。围绕"构建中国话语和中国叙事体系"的中医药国际传播能够相当充分地展现中医药之于中国医疗卫生事业、之于全球医疗卫生事业的贡献。这一点自 2020 年中国有效应对新冠肺炎疫情的过程中就已经得到了充分的展示。从加强和改进国际传播工作的趋势解读，围绕中医药国际传播的"中国话语和中国叙事体系"的相关主张，国际传播能够建构必要的合法性、合理性的成就展示。因而，对于中医药全球推广而言，中医药国际传播在取得自身成就后能够有效助力全球对于中医药的认可与支持。

然而，结合当前国际传播中关于新冠肺炎疫情应对的相关舆情分析，尽管中医药已经在应对疫情中取得了相当显著的效果，但在疫情应对的国际舆论战略博弈中仍然处于相对劣势的状态。其原因涉及全球范围内的主流媒体和相关智库主要掌握在美西方国家手中，中医药难以展示更为有效的国际传播效果（包括难以发声、难以诠释其立场等），同时也涉及中医药相关知识与理念在融入国际传播的过程中面临着一系列的难题：比如，目前缺乏积极应对新冠肺炎疫情的中医药相关原理的系统性著作与翻译；再如，尽管世界卫生组织已经认可中医药在应对新冠肺炎疫情中的作为，但仍然存在更多国家缺乏对于中医药的了解。

第三，加强和改进国际传播工作能够将中医药之于构建人类卫生健康共同体、人类命运共同体的重要作用诠释为相应的"中国主张、中国智慧、中国方案"。当前全球医疗卫生事业的发展需要中医药发挥应有的战略作用，但这明显需要一个相对漫长的过程。然而在加强和改进国际传播工作的过程中，融入中医药国际传播的内容作为全球医疗卫生事业中的"中国主张、中国智慧、中国方案"，客观上有利于中医药国际传播的战略性作用释放，从而支持中医药全球推广。

但结合中医药国际传播的既有现实分析，加强和改进国际传播工作尚需时日，因而需要中医药国际传播从自身的相关实践出发，积极契合与掌握现有的国际传播战略博弈契机，充分落实自身发展优势构建。结合中医药作为应对新冠肺炎疫情的"中国主张、中国智慧、中国方案"主张，中医药国际传播可以有效推动中国在全球范围内应对新冠肺炎疫情的国家形象积极塑造等进程。然而，这一设想的落实不仅需要在国家形象塑造中融入中医药提供战略支持，而且也需要庞大的投入等。

从中医药国际传播自身的战略设想、战略实践等解读，中医药国际传播困境治理的关键着力点仍然在于重视与强化国际传播工作。从中医药国际传播困境治理的强化着眼，进一步明确中医药在全球医疗卫生事业中的国际话语权。结合困境治理的现实，在中医药国际传播的现有发展进程中，其话语权在于：第一，彰显中医药在全球医疗卫生事业中的有效影响与合法性；第二，展示与中医药相关的中国对于积极构建人类卫生健康共同体的贡献；第三，优化中国在全球国际舆论环境中的战略态势。

比如关于针灸的相关国际传播，结合加强和改进国际传播工作的现实解析，需要考虑落实以针灸作为核心的国际传播相关规划。相应的举措一方面，在于讲好围绕涉及针灸的中医药故事；另一方面，展示作为中医药一部分的针灸对于更多国家的积极影响。以斯洛伐克为例，涉及针灸国际传播的相关情况的报道为：随着我国"一带一路"倡议的不断推进，中医药作为中华民族传统文化软实力的象征，其国际化进程得到了快速的推进。短短几年时间，中医药已经在沿线多个国家和地区扩大推广。针灸、中药、推拿、太极拳与气功等中医疗法也逐步走向世界。早在20世纪六七十年代，中医治疗就曾在原捷克斯洛伐克等东欧国家风行一时，针灸也得到认可，这些都为中医药在斯洛伐克的推广奠定了基础。在科技部国际合作培训项目的支持下，中斯两国医生对中医药在斯洛伐克的发展现状进行了研究，并针对其当下存在的问题提出改善建议，希望通过双方共同努力，加快中医药在斯洛伐克的合理合法化，使更多患者受益。由中斯两国医生与研究人员联合撰写的调研报告显示，针灸作为中医药的主要疗法在斯洛伐克有较为悠久的历史。在斯洛伐克，针灸主要用于治疗肌肉骨骼系统疾病、风湿病、妇科病和皮肤病，相关政策的实施加速了针灸在当地的传播和发展，越来越多的医生有机会接触针灸，斯洛伐克针灸协会也与布拉格的中医药学校、匈牙利的孔子学院、里昂的耳医学法语学校之间有着紧密的合作，使得近千位内科医师都接受过针灸的培训或实践 [①]。按照上述案例解读，针灸在斯洛伐克的积极推广为中医药国际传播有效推进的典型案例。同时，针灸的相关知识能够为中医药在斯洛伐克传播提供相应的知识体系支撑。

加强和改进国际传播工作的话语与议题可以聚焦于斯洛伐克针灸的故事、中国与斯洛伐克关于针灸合作的故事等，能够展示中医药乃至中国在斯洛伐克的积极形象。针灸在斯洛伐克的广泛传播能够有效地诠释中医药的积极作用。与之密切相关的是，在加强和改进国际传播工作的引

---

① 夏瑾. 斯洛伐克：针灸"领衔"中医药扎根发芽壮大［N］. 中国青年报，2021-06-09（8）.

导下，中医药国际传播困境治理也将得到持续推进。从更为长远的针灸乃至中医药在斯洛伐克积极推广审视，应充分重视中医药在斯洛伐克推广的逐步优化，这一优化涉及在斯洛伐克积极宣介包括针灸在内的中医药知识体系，实现借助中医药国际传播助力，包括针灸在内的中医药在斯洛伐克的积极推广。

再结合当前中医药在斯洛伐克推广困境的相关案例解读：科技部中医药临床实践与研究进展高级研讨项目负责人、中国中医科学院赵静指出，虽然中医药在斯洛伐克有一定基础，但由于目前中医及针灸尚未纳入医保，中医药等传统医学相关法律法规不健全，中医药教育体系不完善，使得中医药在当地的使用和发展受到限制。赵静解释说，尽管针灸治疗在 1993 年就已经合法化，但目前仍未被纳入斯洛伐克居民医疗保险的范畴，"根据医疗保险制度，患者需要自己支付所有针灸等中医药治疗费用，而对于普通民众来说，没有什么比从国家层面支付医疗费用更重要，这也导致部分患者由于经济原因而放弃中医治疗"。同时，还应当认识到的是，目前在斯洛伐克进行中医实践的主要为西医医生，随着民众对针灸等中医药疗法的关注，越来越多的理疗师、具有相关认证的针灸师希望开展中医药等传统医学实践，这就需要相关法律对中医医师进行资格认证与监管，同时，对于医疗活动进行规范与监督，而这些都需要相关法律的规范与保障①。与之密切相关的是，中医药在斯洛伐克的推广因司法领域的相关问题遭遇到不少困难。中医药在外国司法领域遇到的困境需要充分重视并采取必要的应对措施。

从上述阐释分析，包括针灸在内的中医药在斯洛伐克实现有效推广的障碍在于：第一，与中医药相关的法律法规不健全，造成中医药进入其医疗领域遇到困境；第二，与中医药相关的教育体系不完善，造成斯洛伐克中医药人才培养面临着相应的困难；第三，由于医疗保险等制度性因素的掣肘，造成中医药在普通民众中的推广受到非常明显的约束。与上述分析相关的中医药国际传播在斯洛伐克的问题在于：第一，在斯洛伐克现有的国内舆论环境中，中医药国际传播的落实仍然缺乏相应的有效实践；第二，现有的、在斯洛伐克的中医药国际传播缺乏足够的话语与议题，进而引导相应的舆论发展；第三，需要考虑建立健全中医药在斯洛伐克有效传播的工作体系，并落实积极的工作规划和设想。

依循上述分析与论证，针灸在斯洛伐克的有效推广的困境治理涉及：在斯洛伐克针灸学会以及一批热爱中医药医生的努力下，针灸教育相关的教材的编撰在斯已系统地开展。同时，随着针灸在世界范围内被认可与推广，包括

① 夏瑾.斯洛伐克：针灸"领衔"中医药扎根发芽壮大［N］.中国青年报，2021-06-09（8）.

中药在内的中医药治疗也受到越来越多的关注，斯洛伐克民众对中医药的认识与兴趣不断提高，促使更多人尤其是医生、理疗师等专业人士，期待通过中医药的帮助更好地提高诊疗疾病的水平。此外，尽管斯洛伐克已有大学开设中医药教育，但其教学深度与广度以及质量与数量均不能满足现有需求。专业人士要想全面地学习中医或是提高，只能想方设法去其他国家，例如捷克学习①。据此，解决与充分应对上述困境的关键在于积极推动斯洛伐克国内针灸、中医药推广的教育资源支持。第一，应为斯洛伐克医务人员（尤其是专门从事中医的人员）前往中国学习针灸提供必要的便利，同时考虑提供更大规模的针灸培训支持。第二，积极支持斯洛伐克高等教育序列中的中医药教育发展，包括为来华开展中医学习提供便利；同时，条件允许的情况下，为斯洛伐克医务人员设置研究生专项培养计划等。对此，中医药国际传播支持在于：第一，为斯洛伐克从事中医工作人员提供相对全面的宣传支持，落实相应的精准传播；第二，积极支持斯洛伐克媒体开展关于中医药的传播工作并提供专门的经费支持；第三，在斯洛伐克的国内舆论环境中明确中医药的良好形象塑造。

---

① 夏瑾.斯洛伐克：针灸"领衔"中医药扎根发芽壮大［N］.中国青年报，2021-06-09（8）.

第二节　中医药国际传播的结构性障碍

中医药国际传播的相关理解应认识到它并非与中医药相伴相生的原生内容，而是与中医药全球推广相伴随的次生内容。因而中医药国际传播的结构性障碍相关理解在于，在"西强我弱"的国际舆论环境中，中医药国际传播难以争取主动。中医药国际传播的结构性障碍主要涉及从全球到国家层面的舆论环境中缺乏有效的环境塑造；中医药国际传播之于一般意义的传播乃至国际传播具有自身的特殊性；中医药推广因准入问题遭遇系统性的制约与司法问题等。

中医药进入国际社会首先面临的就是准入问题。目前中医药多作为保健品等进入其他国家，很难发挥有效的医疗作用。同时，在国际舆论环境的发展演变中，中医药面临的困境具象化为以下三个方面：

第一，美西方国家有意塑造中医药的负面形象，诋毁中医药所发挥的积极作用。同时，很多国家对中医药缺乏相对客观与完善的了解，对中医药误解的程度相当高。上述困境的长期存在与持续，在客观上制约着中医药国际传播的推进。同时，在主观层面，对于中医药国际传播的关注程度不足，缺乏有效的中医药国际传播战略规划，缺乏对于中医药国际传播的充分了解与明确重视等。从当前中国在全球范围内落实中医药全球推广的现实解读，中医药国际传播对于上述困境的应对在短时期内难以有效破局。

与此同时，由于美西方国家遏制中国的战略趋向十分明显乃至不可逆转，中医药国际传播的相关信度与效度均需要给予相应的提升与优化。但应指出的是，全球治理中事关医疗卫生的相关领域，美西方国家明确占据支配性地位、掌握主动性态势。在这一背景下，与医疗卫生全球治理相关的国际传播战略博弈中，美西方国家也具有优势进而制约中医药国际传播的作用发挥。

制约中医药国际传播源自美西方国家持续遏制中国在全球范围尤其全球治理中的相关作用发挥。因而，不可否认的是，对于正在走近世界舞台中心的中国，面对上述困境应想方设法进行有效的应对。其中，加强和改进国际传播工作并契合中医药国际传播的现实理应得到重视。

第二，中医药国际传播自身的特性，尤其是自身的深刻文化底蕴与战略意义，客观上造成其他国家对于中医药国际传播产品的接受程度不理想。理解与诠释中医药的全球推广不仅涉及中医药在全球医疗卫生事业中的积极作用释放，而且涉及与中医药深层次相关的中华文化"走出去"的战略性举措。然而，以受众的视角审视，对于中医药全球推广的受众而言，理解中医药乃至理解中医药内在文化机理显然存在着较大的困难。

从中医药国际传播自身的态势解读：对比中医药国际

传播之于一般意义上的传播态势，其关键的特性在于要阐释中医药自身的特殊样态，同时兼顾积极塑造中医药的积极影响。作为对比，在关于一般意义上图像传播的理解与诠释中，有研究指出：大众媒体为我们提供了运动图像、静止图像和声音的复制品。我们可以观看无法达到现场观看的表演和体育赛事。我们可以看到世界各地的标志性建筑和艺术品。我们可以观看历史事件，如总统就职典礼和战争。今天，人们很容易认为这是理所当然的[①]。对照传播尤其图像传播的相关理解，在全球范围内国际传播的过程中图像传播能够发挥相当直接且有效的作用。从具体传播形式分析，无论电视还是互联网，图像传播在全球范围内传播的主流地位在相当程度上影响着传播效果。但中医药国际传播的复杂性，结合中医的诊断疗法使用等，图像传播作为手段与现有的中医药国际传播之间的契合性较差。

基于这一现实，应认识到在自身的发展演变脉络中，中医药国际传播作为支持与支撑中医药全球推广的核心进程，工作部署应呈现为包括声音、图像等诸多传播手段在内的复合型态势。较之一般意义上的国际传播工作相关实践，中医药国际传播的实践不仅在于要向传播对象（即受众）展现中医药对于其国家医疗卫生事业的积极贡献，而

① Peyton, Paxson, Mass Communications and Media Studies［M］. The Continuum International Publishing Group Inc and The Continuum International Publishing Group Ltd,2010:13.

且在于优化中医药在对象国家的发展态势。

第三，从中国对外交往、中国与世界的关系发展相关视角分析，在现有的国际传播工作相关布局中对于中医药国际传播的相关战略实践仍然有待进一步提升与优化。其中具有关键性、指导性意义的是中医药国际传播不仅包括既有规划的有效落实，而且也有待于"十四五"规划成为现实。

中医药国际传播在缺乏有效规划的前提下难以取得预期的效果。在本书中，类似第二章分析对于中医药在白俄罗斯、匈牙利等国积极推广相关的法律保障等，对于中医药全球推广的现实而言是较少的有效案例。在中医药全球推广的基本现实中获得相应的法律许可是中医药在对象国家实现推广的重要内容。换言之，突破中医药国际传播的结构性障碍，应为中医药全球推广确立相应的司法支持。如果缺乏必要的司法支持，中医药全球推广的落实更多地表现为中医药作为保健品而非医药用品发挥相应的作用。更为甚者，司法支持的缺失在相当程度上造成中医药全球推广的合法性遭受质疑，这也明确制约着中医药国际传播的落实与完善。除了舆论环境和准入问题等核心性问题，还需要关注到中医药国际传播自身的境遇。

从中医药全球推广准入机制缺失的视角解读，中医药准入问题有待更为有效的解决。该问题的存在与持续，在相当程度上意味着中医药全球推广的落实面临着艰难的境遇。结合中医药全球推广的现实审视中医药国际传播的困境：国际准入机制存在问题，即准入问题难以获得有效解决是中医药全球推广的核心障碍；在这一核心障碍破解前，似乎中医药国际传播难以发挥应有的作用，但如果积极结合加强和改进国际传播工作的现实，可以尝试以下逻辑理解与阐释当前中医药国际传播的相关困境治理，中医药从推广到国际传播面临着的结构性障碍表现在解决他国准入机制方面仍然缺乏有效的举措。

按照全球医疗卫生事业发展的现实分析，负有大国责任的中国能够借助中医药的作用有效支持更多国家乃至全球的医疗卫生状况改善与进步。比如，应对新冠肺炎疫情的中医药国际传播活动的积极开展能够相当有效地推动更多的国外受众与媒体认可中医药的科学作用，从而有助于认可中国中医药的推广。

中医药国际传播所面临的结构性障碍还涉及与中医药全球推广的发展动能不足问题在相当程度上制约着中医药国际传播的持续推进。

动能不足问题的原因在于：在客观环境方面，中医药全球推广的客观环境不利，遭遇了国际传播困境；在准入问题存在的同时，客观环境的问题还涉及在更多国家的环境中缺乏对于中医药充分的认识。结合现实分析，中医药全球推广的困境也体现为在现有的全球推广布局中，较之一般意义上的针对医院、医疗卫生事业的靶向性推广，有待于建立健全更为有效的中医药系统性的全球推广。系统性全球推广应在中医药全球推广的战略布局中落实以下三方面内容：第一，中医药全球推广是以中国及其他国家医疗卫生事业的不断发展作为基础的；第二，中医药全球推广应涉及更多的延伸内容，包括中医药相关的教育、中医药产品的生产销售和中医药文化交流活动等；第三，中医药全球推广需要落实战略传播，形成与中国医药全球推广密切相关的舆情等等，进而优化中医药在全球范围内医疗卫生事业当中的基本发展态势。

结合中医药全球推广的主客观分析，中医药国际传播结构性障碍分析涉及：在主观努力方面，中医药全球推广仍然缺乏大规模的人力、物力投入，因而难以构成积极的实施态势。比如中医药的进一步全球推广需要在外交与司法方面开展相应的战略协调，推动中医药进入更多国家的医疗卫生事业发展体系当中；但现有外交与司法方面的协调相对滞后，中医药尚难以作为医疗卫生事业中的核心进程融入更多国家。再如，中医药全球推广的逐步推进需要在更多国家医疗教育中给予落实；但是很多国家医疗教育中关于中医药的教育并不完善甚至完全空白。对此应明确考虑依托人类命运共同体、人类卫生健康共同体建设，中医药国际传播得以有效落实前应重视在外交、司法、教育等方面落实相应的战略性举措。对照这一现实，中医药国际传播的结构性障碍相关理解与分析可以从中医药全球推广等更为广泛的视野理解，已经不仅局限为医疗卫生事业相关领域的合作乃至积极互动，而是拓展为涉及国家间战略级合作的诸多内容。

第一，围绕中医药全球推广落实必要的战略支撑，需要重视在国际关系层面形成积极推进中医药在对象国家实现有效推广的共识。围绕这一共识，落实中医药推广的相关政策不仅要有效解决准入问题，而且要致力于提供更为有效的司法保障、政策支持等。

在战略支撑存在不足的前提下，中医药国际推广也遇到相应的障碍。这一局面造成中医药国际传播的落实中难以积极宣介中医药在对象国家开展的推广。

第二，围绕中医药全球推广的落实，需要强化围绕医疗卫生事业的整个系统，包括从医疗卫生的管理部门到医院、从生产医疗产品的企业到医学教育等各方面一系列的合作与优化，这具有十分重要的意义。按照上述设想，系统性的相关实践能够为中医药全球推广的落实与完善提供必要的支持。但从中医药全球推广的现实考虑，上述支持并不充分。

中医药国际传播的落实在缺乏以上支持的基础上，不仅难以夯实有效的物质基础，而且也因相应的理念落实缺位而难以发挥应有的作用。同时，加强与改进国际传播工作的落实也可能因上述支持的不足难以实现目标。

第三，中医药国际传播的落实与完善需要密切结合中医药全球推广的进程，但这一结合的实现并不理想。中医药国际传播客观上需要依托中医药全球推广的现实明确相应的传播话语与议题，尤其应展现与中医药国际传播密切相关的战略传播，展示中医药在全球医疗卫生事业中的积极作为。尽管现有的中医药国际传播已经取得了一定效果，但是仍然需要进一步提升规模。

中医药国际传播在优化的过程中仍然缺乏具有持续性的动力构建，在动力缺乏的前提下，中医药国际传播似乎难以发挥应有的作用。破除中医药国际传播的结构性障碍，从中医药国际传播具体现实解析，准入问题的有效解决是当务之急；从中医药全球推广的整体态势分析，政府层面的推动必不可少。结合中医药在全球范围内有效推广的现实解读，政府层面关于中医药进入其他国家医疗卫生事业的举措，即有效解决准入问题，需要协调外交外事部门、司法部门以及中医药管理部门等相关职能机构。

第三节 中医药国际传播的国际环境约束

在百年未有之大变局的发展演变中，中国乃至更多非西方国家面临着来自美西方国家的遏制，这种遏制是长期持续的，这也意味着美西方国家与非西方国家之间的对立具有不可调和性。同时，现有的国际战略环境发展演变在相当程度上对于中国乃至更多非西方国家而言构成严峻的挑战，其中相当显著的态势在于，全球治理的诸多问题需要非西方国家发挥作用，但同时非西方国家所面临的局面相对严峻。换言之，到21世纪第三个十年全球发展，需要中国乃至更多的非西方国家发挥作用，这些作用在于提供能够有效解决全球治理相关领域问题的方案并付诸实施。

全球治理的既有态势已经表明按照美西方国家的设想，既有的全球治理仍然应由美西方国家控制，这主要体现为：第一，全球治理的发展方向应该由美西方国家控制，旨在维护现有的国际秩序，从而维持与巩固美西方国家的既得利益。第二，在全球治理的发展态势中，保持美西方国家较之非西方国家的战略优势。第三，在全球治理的内容构成中，有效控制非西方国家的发展进程，尽量控制非西方国家对于美西方国家的侵蚀与损害。但全球治理自21世纪第二个十年以来，尤其是非西方国家群体性崛起解读，全球治理的发展态势已经展现出违背美西方国家意图和意愿的趋向：第一，美西方国家对于全球治理发展的控制力已经减弱；在全球治理的发展趋向中，非西方国家的建设性作用已经明确。第二，美西方国家较之非西方国家在全球治理领域的比较优势正在衰落，无论是技术优势、制度优势，还是意识形态优势等，美西方国家长期以来的优越感受到明显打击。第三，美西方国家对于非西方国家的控制力正在减弱，既有战略博弈中的"脱钩"正在影响着美西方国家与非西方国家之间的关系走向。结合21世纪第三个十年以来的国际战略形势现实分析，百年未有之大变局与世纪疫情的相互交织下，尤其是俄乌战争爆发后，美西方国家与非西方国家在包括全球治理等诸多领域中对立对抗的态势渐趋明显甚至呈现为不可调和的趋向。在可以预见的未来，中国在国际事务中发挥作用遭遇美西方国家破坏与损害的趋向是难以避免的，加强与改进国际传播工作背景下的中医药国际传播的战略规划与认知应重视来自国际环境的约束。

中医药国际传播的国际环境约束至少可以从三个视角给予解读：从时代发展的视角分析，困境在于长期以来遏制中国的美西方国家仍然在当今时代掌握着时代发展趋势。虽然美西方国家无法完全有效掌控时代的发展走向，但仍然在相当广泛的程度上掌控着国际政治经济的秩序，对于全球文化发展的影响也持续存在。

从中国所处的国际战略环境视角分析，在可以预见的一段时间内，美西方大国针对中国的战略施压将不断增强；中国不仅需要积极应对现有的国际战略环境急剧变化的冲击，尤其是面临与美西方国家"脱钩"的相关风险，而且需要对于上述风险给予有效的应对，同时兼顾强化中国自身的发展。依循这一背景，审视中医药发展所面临的国际环境态势在于：在全球医疗卫生事业的发展态势中，未来相当长的一段时期内西医西药的支配性地位似乎是不可改变的。包括中国在内的诸多国家，其医疗卫生事业的主流仍然是西医西药；中国积极推动中医药作用的发挥在于，充分展示中医药的作用并有效支持他国医疗卫生事业的发展与进步。

从医疗卫生事业自身的发展视角分析，美西方国家主导下的西医药所具有的支配性影响长期存在，客观上制约着中医药全球推广的落实，但更为显著的问题是在主观层面美西方国家对于中医药污蔑、抹黑，同时在现有的"西强我弱"国际舆论格局中，中医药国际传播很难争取具有广泛意义的主动。面对这一困境，中医药国际传播的目的并不在于否定西医药的作用，而是在于：第一，展示中医药在全球医疗卫生事业中的有用性，同时彰显中医药与西医药之间的契合性与相互补充性；第二，中医药国际传播意在改变中医药在全球医疗卫生事业，尤其是全球治理中的被动局面；第三，中医药国际传播意在积极促进人类卫生健康共同体、人类命运共同体构建，而不仅仅是彰显中国在全球范围内的大国责任。

中医药国际传播在全球舆论环境中不仅面临着困境，同时更需要重视的是，中医药国际传播面对着更具有风险性的挑战。对于中国，不可否认的现实在于美西方国家针对中国的遏制在与医疗卫生事业相关的全球治理中表现为否定中国的积极作用，特别是否定中医药的作用。据此，加强和改进国际传播工作乃至中医药国际传播的相关部署中，有必要落实相应的战略性准备如下：

第一，对于美西方国家遏制中国的战略态势，需要给予充分的、明确的战略准备。对于加强国际传播能力建设而言，需要重视必要的战略投入，在既有的国际传播战略布局中，对于类似中医药国际传播的专门性工作需要落实相应的准备。

结合中医药国际传播的现实，现有的国际环境制约要求中国应在战略规划中体现为：中医药管理机构应落实明确的工作方案；同时推动相应的国际传播机构参与其中。针对美西方国家有意抹黑、污蔑中医药的言论，建议中医药管理机构与国际传播机构通过职能协调与专项工作计划，给予有效的应对。

第二，对于中医药全球推广的落实与优化，有必要考虑提供中医药国际传播的战略保障。这主要涉及在加强和改进国际传播工作的过程中为中医药国际传播的有效开展提供不可或缺的支持。结合应对新冠肺炎疫情的需求，其指导理念展现为强调中医药在应对新冠肺炎疫情中的积极作用，同时彰显中医药在全球范围内的良好形象。

以发展的视角解读，事关中医药国际传播的战略保障确立可以将上述案例中涉及的中医药之于应对新冠肺炎疫情的良好效果，拓展为中医药在全球范围内疫病防控中的积极作用宣介。这需要中医药管理机构密切协调相关的国际传播机构，积极开展推动中医药国际传播的专项工作。

第三，结合中国积极落实构建人类命运共同体建设、人类卫生健康共同体建设，应同时结合中医药全球推广，落实更为有效的战略性举措。其具有关键性、核心性的举措在于为中医药全球推广提供更多的战略资源投入；同时强化国家中医药管理局在中医药全球推广中的领导角色。

中医药国际传播应依托这一领导角色的强化给予充分的落实。领导角色的作用释放不仅意在为中医药国际传播建构来自中国的、具有战略影响力的支持，而且意在实现借助中医药国际传播，优化中医药在全球医疗卫生事业中的境遇。

结合百年未有之大变局与世纪疫情相互交织的背景和中国对外交往在国际环境中所面临的约束，如在"一带一路"建设的持续推进中，有效发挥中医药国际传播的作用不仅要涉及中国与更多"一带一路"沿线国家之间开展的深层次的互动，而且这也意味着需要在"五通"（设施联通、政策融通、贸易畅通、资金融通、民心沟通）的基础上推动中医药的积极作用发挥。以上规划倘若得到有效实现，应在共建"一带一路"的相关设想中，对于中医药给予充分的重视并将相应的规划给予充分落实。

按照共建"一带一路"的相关规划，即《中医药"一带一路"发展规划（2016-2020年）》的设想：自古以来，中医药就是古丝绸之路沿线国家交流合作的重要内容，伴随早期的商贸活动在沿线国家落地生根，以不同形态成为沿线民众共享共建的卫生资源。近年来，随着健康观念和医学模式的转变，中医药在防治常见病、多发病、慢性病及重大疾病中的疗效和作用日益得到国际社会的认可和接受。目前，中医药已传播到 183 个国家和地区，中国已同外国政府、地区主管机构和国际组织签署了 86 个中医药合作协议①。根据上述内容表述，应认识到在共建"一带一路"的整体框架下中医药的有效推广具有重要的意义：中国已经在"一带一路"建设框架下与相当多的沿线国家、地区确立事关中医药的合作协议。围绕上述合作协议的落实与完善，中国与更多的"一带一路"沿线国家、地区乃至相关国际组织等，能够实现积极的合作，进而有助于依托中医药国际合作为基础的医疗卫生事业整体改善。另外，应当指出的是，"一带一路"建设框架下的中医药国际合作具有明显的历史传承意义，这在相当程度上可以为中医药国际传播在"一带一路"国际舆论合法性建构明确依据。依循上述规划解读，中医药的积极作用已经在"一带一路"建设框架下形成共识。

但同时有必要指出的是，该文件明确提出：与此同时，我们也清醒地认识到，中医药"一带一路"发展还面临着诸多困难和挑战。由于文化背景和理论体系的差异，沿线

---

① 国家中医药管理局 国家发展和改革委员会关于印发《中医药"一带一路"发展规划（2016-2020 年）》的通知［A/OL］.（2017-01-18）［2022-08-01］.https://www.yidaiyilu.gov.cn/wcm.files/upload/CMSydyl gw/201703/201703200329031.pdf.

国家卫生管理模式大部分建立在现代医学体系上，中医药面临政策和技术等方面的壁垒。传统医药在大多数国家处于补充和替代地位，发展环境不容乐观。国内中医药事业发展质量和效益尚显薄弱，"走出去"的基础有待加强。同时，现有外向型合作机制还不能很好地适应形势发展需要，具有国际竞争力的外向型团队尚未形成，中医药参与"一带一路"建设的任务依然十分艰巨①。结合中医药在"一带一路"建设中的现实解读，现有的困境与挑战的化解需要结合"一带一路"建设的落实与完善，给予重视与落实必要的支持。困境可以解读为：第一，中国有必要推动与更多"一带一路"沿线国家围绕中医药的合作在卫生管理等领域的落实与完善，尤其是政府间的积极互动；第二，中国需要破除中医药推广的困境与制约等，尤其应考虑借助"一带一路"建设的有效推动；第三，有必要考虑借助"一带一路"建设，围绕中医药开展国际合作与协调，尤其落实机制建设，等等。按照上述设想可以有效建构中医药领域在"一带一路"建设中的发展优势，但还需应对如下困境。结合中医药国际传播在"一带一路"建设框架下的困境：由于文化背景与理论体系的差异，中国与"一带一路"

---

① 国家中医药管理局 国家发展和改革委员会关于印发《中医药"一带一路"发展规划（2016-2020 年)》的通知［A/OL］.（2017-01-18）［2022-08-01］.https://www.yidaiyilu.gov.cn/wcm.files/upload/CMSydylgw/201703/201703200329031.pdf.

沿线国家、地区，在医疗卫生领域缺乏开展具有针对性意义的合作；中医药乃至其他传统医药发展环境有待进一步优化；中医药在"走出去"的过程中仍然缺乏坚实的基础；具有国际竞争力的外向型团队建设应考虑积极的战略性举措等等。

在这一背景下，需要重视"一带一路"建设中医药推广的逐步落实与充分优化。"一带一路"建设中医药推广应考虑以认知上述困境作为基础，进一步认知传播困境的基本态势与形成原因。整体上分析"一带一路"建设当中中医药国际传播的现实与趋势，应认识到传播困境主要涉及中医药在"一带一路"沿线推进中的战略性困局，其根源在于：第一，长期以来，"一带一路"建设框架下的国际舆论环境仍然缺乏有效的支撑性架构；中国与更多沿线国家之间围绕医疗卫生事业、传统医学等领域相关合作缺乏有效的落实。第二，"一带一路"建设引导下涉及医疗卫生事业的专门性合作仍然缺乏积极的实践。第三，外向型合作机制、外向型团队的建设在中医药领域仍然不足，同时缺乏投入。

围绕中医药在"一带一路"建设框架下的推广，中医药国际传播困境治理在于借助"一带一路"建设的落实、完善与中医药的同步推进，进而优化中医药在"一带一路"建设中的发展态势。"一带一路"中医药国际传播的困境，治理阐释可以从以下三个方面进行：

第一个方面为优化"一带一路"建设在医疗卫生事业领域的整体态势，同时增加必要的投入。其中具有核心性的举措是为中医药国际传播提供相应的政策倾斜，以增加政策投入作为核心，开展具有针对性的合作进程。

相关投入的落实，至少可以从以下三个维度给予明确：一，优化中国与更多"一带一路"沿线国家在医疗卫生领域合作的基本态势，尤其应建构定期或者不定期的医疗卫生政府部门间的会晤机制，以达成在中医药乃至传统医药领域的共识；二，应增加围绕中医药相关领域的投入，包括在国家中医药管理局内设置专门部门、专项资金等；三，应设置"一带一路"建设的中医药国际传播专项工作，尤其提供具有规模性的战略传播，比如强化中医药在"一带一路"沿线国家国内舆论中的积极形象塑造。根据上述三个维度的解析，中医药国际传播能够推进有效的困境治理。

第二个方面为关于中医药国际传播的困境治理，应抓准具有关键意义的突破口，尤其应考虑在"一带一路"建设框架下有效应对准入问题的基础上强化相应的国际传播引导。其中，"中医药面临政策和技术等方面的壁垒"应考虑在"一带一路"建设框架下，在政府部门采取有效举措的同时，在卫生健康部门、外交部门和司法部门围绕准入问题的合作开展中，其国际传播机构也应当采取行动给予配合。比如关于中医药进入更多"一带一路"沿线国家医疗保障系统等相关问题上，建议卫生健康管理部门（包括中医药管理部门）与国际传播机构之间确立协作，根据"一带一路"沿线国家关于中医药的舆情发展采取有效的举措。在开展中医药舆情调查的基础上，通过相应的智力支持优化中国与更多"一带一路"沿线国家在中医药领域的合作。

第三个方面为根据当前发展演变态势，"一带一路"建设在中医药领域的合作中应落实有效的国际传播战略协调。对照"一带一路"建设的发展需求，中医药国际传播协调不仅能够增强中国在"一带一路"建设框架下领导中医药国际合作的话语权，而且能够使中国在"一带一路"建设医疗卫生相关合作中得到有效保障与充分支持。同时相当重要且不可忽视的是，中医药国际传播协调的有效落实能够有效保障与支持在中医药领域应对美西方国家的挑衅、破坏等。

围绕"一带一路"建设的整体实施，"一带一路"建设框架下中医药国际传播困境治理是检验当前与未来加强和改进国际传播能力建设的"试金石"。因此，有必要结合"一带一路"建设中关于中医药推广的现实，将国际传播战略协调工作落实为搭建中医药管理部门、"一带一路"建设主管部门和国际传播机构等多方共同参与下的工作架构，明确相应的中医药国际传播话语与议题的积极作用释放。

根据以上分析与论证，有必要认识到的是中医药国际传播所面临的国际环境约束在短时期内难以得到相对全面的破除；但更应该认识到的是，应重视对于中医药国际传播困境治理的相关举措。结合共建"一带一路"的现实与趋势，可以考虑在"一带一路"建设框架下以中医药推广为基础，积极优化中医药国际传播工作。面对困境，中医药管理工作的着眼点不应局限于现有的中医药国际传播困境治理，而是需要考虑从中医药全球推广的视角分析，在困境治理与未来发展的相互交织中为中医药国际传播争取优势与主动。

第四章　中医药国际传播的发展趋势

中国正在走近世界舞台的中心，中国倡导的人类命运共同体建设为全人类的发展指明了方向。随着人类命运共同体建设的逐步推进，中医药在全人类发展过程中的作用也将得到释放。但由于中医药于全球医疗卫生事业的规模性影响不足，中医药国际传播的主要功能仍然需要聚焦于有效且积极地拓展中医药在全球范围内的影响。从中医药国际传播的发展演变态势解读，为了有效推动与支持人类命运共同体（尤其是人类卫生健康共同体）建设，需要明确认知中医药国际传播的发展趋势。

第一节　中医药国际传播的内生性动力

在当前中国发展的基本态势中，中医药国际传播的内生性动力源自中医药自身的发展格局、发展态势与发展趋向。理解与阐释中医药自身的发展，进而诠释中医药国际传播内生性动力，至少应认识到：关于中医药的相关认识是以医疗卫生领域的现实实践作为基础，兼顾到与中医药发展密切相关的诸多领域。中医药的发展进程不仅涉及与中医药自身相关的医疗卫生事业，而且应重视与中医药密切相关的科学技术进步、人才队伍建设、制度保障、产业布局乃至文化软实力等。因而，对中医药发展的基本规划与成就理解应注重综合性分析，并兼顾到中医药发展之于整个国家发展的贡献。在此基础上，可以进一步考虑拓展中医药在全球范围内的影响。

从现有的发展成就解读："十三五"期间，中医药发展顶层设计加快完善，政策环境持续优化，支持力度不断加大。2017年，中医药法施行。2019年，中共中央、国务院印发《关于促进中医药传承创新发展的意见》，国务院召开全国中医药大会。中医药服务体系进一步健全，截至2020年底，全国中医医院达到5482家，每千人口公立中医医院床位数达到0.68张，每千人口卫生机构中医类别执业（助理）医师数达到0.48人，99%的社区卫生服务中心、98%的乡镇卫生院、90.6%的社区卫生服务站、74.5%的村卫生室能够提供中医药服务，设置中医临床科室的二级以上公立综合医院占比达到86.75%，备案中医诊所达到2.6万家。中医药传承发展能力不断增强，中医药防治心脑血管疾病、糖尿病等重大慢病及重大传染性疾病临床研究取得积极进展，屠呦呦研究员获得国家最高科学技术奖，中医药人才培养体系持续完善，中成药和中药饮片产品标准化建设扎实推进，第四次全国中药资源普查基本完成，公民中医药健康文化素养水平达 20.69%。中医药开放发展取得积极成效，已传播到 196 个国家和地区，中药类商品进出口贸易总额大幅增长。特别是新冠肺炎疫情发生以来，坚持中西医结合、中西药并用，中医药全面参与疫情防控救治，作出了重要贡献①。"十三五"期间中医药发展的成就从医疗卫生事业的发展视角解读：中医药发展趋势可观，从规模效益的取得到深入基层的影响等，均呈现良好的态势；同时，中医药的技术进步非常显著，中医药人才培养体系的完善等也在相当程度上助力了中医药的整体发展。

从国家中医药管理局的自身目标设定解读：到 2025 年，中医药健康服务能力明显增强，中医药高质量发展政策和体系进一步完善，中医药振兴发展取得积极成效，在健康中国建设中的独特优势得到充分发挥。同时，《规划》（即"十四五"中医药发展规划）针对中医药服务体系、人才、传承创新、产业和健康服务业、文化、开放发展、治理能力等方面，提出中医药服务体系进一步健全，中医药特色人才队伍建设加快推进，中医药传承创新能力持续增强，中医药产业和健康服务业高质量发展取得积极成效，中医药文化大力弘扬，中医药开放发展积极推进，中医药

---

① 国务院办公厅.国务院办公厅关于印发"十四五"中医药发展规划的通知：国发办［2022］5 号［A/OL］.（2022-03-29）［2022-08-01］.http://www.natcm.gov.cn/guicaisi/zhengcewenjian/2022-03-29/25694.html.

治理水平进一步提升等目标①。按照"十四五"中医药发展规划的设想，中医药高质量发展政策和体系的完善构成中医药充分发展的战略布局；中医药服务体系、人才、传承创新、产业和健康服务业、文化、开放发展、治理能力等方面的相关部署与实践能够为上述战略布局的落地拓展相应的发展优势，提供相应的支持。在以上表述中涉及中医药文化、中医药开放发展、中医药治理水平等相关目标的提出为中医药的未来发展指明了方向。基于以上成就，可以进一步理解中医药发展作为中医药国际传播的内生性动力的含义。

除此之外，中医药国际传播的持续推进，还需要具有实质性意义的内生性动力。这一动力至少涉及以下三个层面的内容：

第一，应着力重视中医药国际传播的重要作用，为中医药国际传播落实有效的战略规划。上述战略规划主要体现为在中医药发展的整体设计中提升中医药国际传播之于中医药管理的地位与作用。战略规划的落实体现为在中医药管理的整体工作布局中明确纳入中医药国际传播的相关内容。中医药国际传播应作为战略性举措给予重视与必要投入。

---

① 国家中医药管理局解读《"十四五"中医药发展规划》［A/OL］.（2022-03-29）［2022-08-01］.http://www.natcm.gov.cn/zhengcewenjian/2022-03-29/25695.html.

中医药国际传播的内生性动力构建源自中医药发展的基本成就与普遍的影响。中医药国际传播在当前国家治理体系和治理能力现代化的发展过程中，内生性动力构建的落实涉及国家治理的诸多领域，有利于推动中医药的全面发展。按照上述解读，发展规划为：在中医药发展的基础上，积极实现中医药全球推广，进而有效完善中医药国际传播的发展态势等等。

第二，应根据中医药全球推广的落实与发展，优化中医药国际传播的发展态势，尤其是增强中医药国际传播所具有的战略传播趋向与属性；在战略传播的作用释放中，内生性动力的打造意在实现有效的国际传播的穿透力。据此，应在加强和改进国际传播工作的实践中为中医药国际传播的落实与完善提供投入。

上述分析与论证可以进一步拓展为：中医药国际传播的战略传播，在当前加强和改进国际传播工作的相关部署与实践中体现为展示中医药全球推广的有效性同时兼顾传播效果的落实与优化。战略传播的落实在内生性动力构建中不仅能够使其适应中医药国际传播效能的提升，而且能够符合中医药国际传播议题设置、话语建构等相关需求。

第三，应围绕中医药国际传播的落实与完善，明确中医药国际传播的应有之义并展示中国积极推动中医药国际传播的坚定理念。这不仅源自中国较之其他国家更为强调中医药的综合属性，而且源自中国积极致力于中医药全球推广的落实与完善。

中国负有领导中医药实现全面发展，同时实现中医药全球推广的责任。基于这一责任，审视中医药国际传播的举措在于中国需要在加强和改进国际传播工作的过程中积极融入中医药国际传播的部署，优化中医药国际传播的既有态势。结合已有的成就解读，中医药对外交往交流的发展布局中早在 2019 年就有规划指出：大力发展中医药服务贸易。鼓励社会力量建设一批高质量中医药海外中心、国际合作基地和服务出口基地。研究推动现有中药交易平台稳步开展国际交易[①]。对照这一规划，结合中医药高质量融入共建"一带一路"、中医药支持构建人类卫生健康共同体的现实，能为中医药国际传播的动力构建落实提供相当坚实的基础，还可以围绕中医药对外贸易、中医药海外中心与合作基地的运营等，推动中医药国际传播的积极作用释放。

中医药国际传播的内生性动力构建应明确考虑到：内生性动力构建的根源主要来自中医药管理机构的工作部署；这一工作部署的关键在于应重视关于中医药国际传播的相关工作并投入人力物力等。从国家卫生健康委员会、国家中医药管理局的视角解读，应充分重视中医药国际传播的重要意义。这不仅体现为将中医药国际传播作为其推动中

---

① 新华社 . 中共中央 国务院关于促进中医药传承创新发展的意见［A/OL］.（2019-10-26）［2022-08-01］.http://www.gov.cn/zhengce/2019-10/26/content_5445336.htm.

医药整体工作中的重要环节，而且体现为上述部门有效协调国际传播机构，开展旨在落实中医药国际传播工作的战略性布局。

中医药国际传播内生性动力构建的关键在于在明确中医药国际传播现有工作部署的同时，给予持续的优化，尤其考虑落实中医药国际传播在当前发展中的积极作用释放。具体而言，可以考虑在中医药管理部门落实中医药国际传播的部署与实践，尤其是积极落实与持续优化中医药国际传播的现有态势。作为中医药管理部门（尤其是国家中医药管理局），关于中医药国际传播的相关工作规划体现为以下三个方面：

第一个方面为制定完善的中医药国际传播战略规划，尤其是应服从于中医药全球推广的需求。鉴于当前加强和改进国际传播工作已经成为主导中国国际传播机构的核心理念，应将中医药国际传播融入其中，这需要中医药管理部门给予必要的支持与推动。中医药国际传播战略规划的制定是中医药管理部门开展有效工作的基础。

第二个方面为推动中医药国际传播的实践并落实为专门工作。制定协调国际传播机构的工作设想，同时为国际传播机构参与中医药国际传播提供必要的支持。结合中医药全球推广的现实，应支持国际传播机构关于中医药国际传播的工作实施。比如，关于中医药在应对新冠肺炎疫情中积极作为的国际传播工作落实，应重视对于国际传播机构的中医药技术支持等等。

第三个方面为按照中医药国际传播的未来发展态势，中医药管理机构应结合中医药全球推广的现实，实现中医药国际传播的管理优化。从国家中医药管理局现有的工作部署分析，建议为中医药国际传播拓展更为广泛的实践空间，尤其要覆盖从国家层面到地方层面的中医药推广活动，等等。

中医药国际传播的内生性动力建构中，对照上述态势，协助与支持中医药管理部门的国际传播机构可以从以下三个方面对中医药国际传播的内生性动力构建给予落实：

第一个方面为部署中医药专业用语（包括名称、理论、药方等）的专门性翻译工作，同时实现多语种翻译与优化。结合中医药全球推广的现实分析，仅仅依靠英语翻译并不能满足现有的需求。中医药国际传播的多语种翻译及其优化的落实需要相应的资金等投入。

第二个方面为部署中医药国际传播的专项工作，动员更多的媒体参与报道中医药的有效性、有用性等。中医药国际传播的故事传播工作不仅要立足于现有受众群体，而且要有效强化国际传播攻势。依托这一部署，可以进一步优化中医药国际传播的战略协调，尤其有利于及时掌控中医药国际传播的发展态势。

第三个方面为按照中医药国际传播的发展趋势，应支持中医药国际传播的保障机制建设。保障机制建设不仅体现为在现有国际传播机构的工作规划中，对于中医药国际传播项目提供必不可少的保障；还体现为在国际传播机构相关的媒体群建设中重视融入中医药国际传播的相关内容。

根据以上内容，本书针对中医药国际传播的内生性动力建构，结合了具体案例分析。如《湖南省中医药"海外传播"行动实施方案（2021-2025年）》的设想：到2025年，湖南拟创建2～3家海外中医药中心、6～8个海外中医医疗保健机构、1个国内中医药国际合作基地、1家国家级中医药服务出口基地，5～7个中药产品在海外注册上市，中医药对外贸易额达400亿元[①]。这一部署明确表明湖南省对于中医药全球推广积极作为。从湖南省积极推动中医药全球推广的现实解读，上述部署能够展示其致力于支持中医药全球推广的积极作为。同时在具体内容落实中指出：关于实施中医药中非援助项目，重点是夯实援非中医药服务平台，加强中国—津巴布韦中医药中心等中医医疗机构建设，充分利用"中非经贸博览会"平台和中国（湖南）自由贸易试验区优势，推动更多"湘产"中成药在非洲国家和地区注册上市，提升湖湘中医药海外影响力[②]。按照这一设想，中医药国际传播工作体现为国家到湖南省层面的中医药管理机构有效协调了国家层面的国际传播机构

---

① 周阳乐.湖南开展中医药"海外传播"行动［N］.湖南日报，2021-09-27（08）.

② 周阳乐.湖南开展中医药"海外传播"行动［N］.湖南日报，2021-09-27（08）.

和湖南省的国际传播机构（湖南省政府新闻办公室），开展了具有针对性的中医药国际传播工作。基于中医药国际传播的内生性动力构建的设想，可以将中医药国际传播在湖南省的对接强化为必要的政府间双向协调（政府间、国际传播机构之间）。其中，具有实质性意义的是通过中医药国际传播专项工作落实，在专门资金和项目支持下上述国际传播机构在可以充分加强关于湖南省积极开展中医药国际传播相关实践的同时，提供必要的评价。比如，通过对外传播领域最具权威和影响的高端理论研讨会——对外传播理论研讨会，对于上述实践与评价给予必要的宣介，进而提升国际传播活动的影响等。

第二节　中医药国际传播的战略布局

中医药国际传播的战略布局意在围绕中医药国际传播内生性动力建构的基础上，积极强化关于中医药国际传播相关举措落实。国家中医药管理局在中医药国际传播中的领导性作用为不仅能够主导中医药国际传播，而且能够展示积极的角色定位：其一，确立中医药国际传播的战略行为主体，尤其是确立必要的国际传播工作体系，明确国家中医药管理局的领导作用发挥。按照这一定位，能够有效确立中医药国际传播的战略布局中现有的战略协调与战略优化等相关态势。其二，明确国家中医药管理局与各种国际传播机构之间的合作，尤其应制定必要的中医药国际传播工作方案。这一合作的落实，不仅应体现为有效的国际传播工作部门协调与机制建设，而且应体现为开展有效的工作实践。其三，在外交外事工作中明确嵌入中医药的作用，通过国家中医药管理局的积极作为，进而依托中医药国际传播强化中国在国际事务中作用，其国际传播工作应体现为中国与更多国家围绕中医药合作的不断增加。

在 2021 年 3 月的中医药与抗击新冠肺炎疫情国际合作论坛上，时任国务院副总理孙春兰指出：中医药是中华民族的瑰宝。在这次抗击新冠肺炎疫情中，中医药全程深度参与，与西医药一起形成了中国特色的八版诊疗方案，成功推出"三药三方"等一批有效中药，疗效得到实践检验。中国毫无保留同各方分享中医药防控救治经验，愿与各国一道，继续在中医药基础理论、临床疗效、国际标准等方面深化合作，促进传统医学和现代医学优势互补、交流互鉴，更好服务人类健康福祉[1]。这说明，在应对新冠肺炎疫情的过程中，中医药所具有的战略性作用不可忽视，这为中医药国际传播的积极强化提供了不可或缺的支持。中国应当持续地向国际社会、全人类表明，从应对新冠肺炎疫情到致力于服务人类卫生健康共同体，中医药已然在发挥

---

① 中医药与抗击新冠肺炎疫情国际合作论坛成功举行 [EB/OL]．（2021-03-31）[2022-08-01]．https://www.mfa.gov.cn/web/zyxw/202103/t20210331_9136657.shtml.

着相当重要、不可或缺的作用。中医药国际传播的定位在于将这一作用发挥得以充分落实、充分优化。结合中医药国际传播的战略布局，应充分考虑将中医药国际传播融入加强和改进国际传播工作的整体部署。比如，按照上述规划，"三药三方"（三药是指：金花清感颗粒、连花清瘟颗粒和胶囊、血必净注射液；三方是指：清肺排毒汤、化湿败毒方、宣肺败毒方）的提出与推广，可以充分结合中医药国际传播的落实与优化，在相当程度上给予实质性工作必要的支持。应考虑将"三药三方"作为中医药国际传播的一个载体，并制定专门的实施方案。

"三药三方"等中医药在应对新冠肺炎疫情中的优势运用，应按照《人民日报》的相关报道（尤其中医药的专门性解读等），落实上述实施方案。相关报道为：在这次抗击疫情过程中，中医药通过临床筛选出的有效方剂"三药三方"，发挥了重要的作用。国家中医药管理局科技司司长李昱指出："三药"即金花清感颗粒、连花清瘟颗粒和胶囊、血必净注射液，这3种药物都是前期经过审批的已经上市的老药，这次在新冠肺炎的治疗中发挥了重要的作用，显示出良好的临床疗效。其中，金花清感颗粒是2009年在抗击甲型H1N1流感中研发出的有效中药。金花清感颗粒对治疗新冠肺炎的轻型、普通型患者疗效确切，可以缩短发热的时间，不仅能够提高淋巴细胞、白细胞的复常率，而且可以改善相关的免疫学指标。近期，金花清感颗粒又被国家药监局同时作为甲类非处方药管理，可以很好地满足临床救治的需要。连花清瘟胶囊在治疗轻型、普通型患者方面显示出良好的疗效，在缓解发热、咳嗽、乏力等症状方面疗效明显。同时，可以有效地减轻转重率。血必净注射液可以促进炎症因子的消除，主要用于重型和危重型患者的早期和中期治疗，可以提高治愈率、出院率，减少重型向危重型的转化概率。鉴于"三药三方"，特别是"三药"在此次疫情中发挥的重要作用和取得的良好临床证据，国家药监局已经批准将治疗新冠肺炎纳入到"三药"新的药品适应证中。"三方"是指清肺排毒汤、化湿败毒方、宣肺败毒方3个方剂，其中清肺排毒汤是源自《伤寒论》的5个经典方剂融合组成的，在2月6日，国家卫生健康委、国家中医药管理局在前期取得临床良好疗效的基础上，即向全国推荐使用清肺排毒汤用于治疗新冠肺炎各型的患者，而且经过临床长期的观察，清肺排毒汤显示出了在阻断轻型、普通型向重型和危重型发展方面的重要作用，同时在重型和危重型抢救过程中也发挥了非常好的作用。清肺排毒汤是国家诊疗方案中推荐的通用方剂。化湿败毒方和宣肺败毒方是黄璐琦院士团队和张伯礼院士团队在武汉前线的临床救治过程中，根据临床观察总结出来的有效方剂，在阻断病情发展、改善症状，特别是在缩短病程方面有着良好的疗效[①]。上述介绍表明，中医药在应对新冠肺炎疫情

---

① 喻京英. 抗疫中的中医药"三药三方"［N］. 人民日报海外版，2020-04-17（09）.

的过程中已经展示出应有的、具有良好实质性效果的作用。对照上述效果的解读，中医药国际传播可以通过落实必要的专门性工作给予充分推进。

首先，可以通过委托专门性的翻译机构，在国家中医药管理局的支持下，完善关于"三药三方"的全方位翻译工作。不应局限于现有的英文翻译，应充分地考虑到美西方国家对于中医药支持全球应对新冠肺炎疫情的阻碍，要实现关于"三药三方"的多语种翻译及其优化。其中较为紧迫的是，针对"一带一路"沿线国家、金砖国家等，落实俄语、葡萄牙语、法语、德语的翻译；至于语种多元且小众的中东欧国家，需要考虑借助外国语院校等机构开展专门翻译工作。其次，在"三药三方"落实有效翻译工作的基础上，应通过专门性的国际传播工作推动"三药三方"在中国与更多国家的中医药合作中发挥应有的作用。其中具有重要意义的是，将关于"三药三方"的中医药国际传播工作落实为针对上述国家医疗卫生事业从决策层到媒体再到普通公众的积极传播。最后，建议围绕"三药三方"建构有效的中医药战略传播工作体系，将"三药三方"的相关国际传播借助世界卫生组织、二十国集团、金砖国家等诸多平台给予落实，积极推动更多国家通过与中国开展的中医药合作，有效应对新冠肺炎疫情。

结合中医药国际传播的现实与未来趋势，可以在中医药国际传播的持续优化中，围绕"三药三方"讲好中医药故事，展现中医药在全球的好形象。根据"三药三方"的案例解读，在中医药国际传播的战略布局中可以考虑类似上述案例的相关举措，通过中医药国际传播的积极实施构成落实中医药"十四五"发展规划典型。

理解中医药国际传播的战略布局，应首先理解在"十四五"发展规划中关于中医药的相关定位：当前，全球新冠肺炎疫情仍处于大流行状态，新发传染病不断出现，我国慢性病发病率总体呈上升趋势，传统传染病防控形势仍然严峻。随着经济社会发展和生活水平提高，人民群众更加重视生命安全和健康质量，健康需求不断增长，并呈现多样化、差异化特点。有效应对多种健康挑战、更好满足人民群众健康需求，迫切需要加快推进中医药事业发展，更好发挥其在健康中国建设中的独特优势。同时也应看到，中医药发展不平衡不充分问题仍然突出，中医药优质医疗服务资源总体不足，基层中医药服务能力仍较薄弱，中西医协同作用发挥不够，中医药参与公共卫生和应急救治机制有待完善，传承创新能力有待持续增强，中药材质量良莠不齐，中医药特色人才培养质量仍需提升，符合中医药特点的政策体系需进一步健全[①]。根据这一定位，可以充分认识到中医药国际传播的战略布局要立足于中医药自身的

---

① 国务院办公厅. 国务院办公厅关于印发"十四五"中医药发展规划的通知：国办发［2022］5 号［A/OL］.（2022-03-29）［2022-08-01］.http://www.natcm.gov.cn/guicaisi/zhengcewenjian/2022-03-29/25694.html.

发展优势塑造，有效且妥善解决现有的问题。针对上述定位的认识，不仅要认识到中医药在中国国内的积极发展已经成为中国国家整体发展的需要，而且要认识到随着上述认知中关于中医药发展问题的有效解决，"十四五"中医药发展规划的落实也将为中医药国际传播的积极开展奠定坚实的基础。

结合"十四五"中医药发展规划的现实分析，其中"提升中医药参与新发突发传染病防治和公共卫生事件应急处置能力"的相关内容构成中医药国际传播得以实现的坚实基础之一。对照这一现实，可以结合既有的规划阐释：在传染病防治法、突发公共卫生事件应对法等法律法规制修订中，研究纳入坚持中西医并重以及中西医结合、中西药并用、加强中医救治能力建设等相关内容，推动建立有效机制，促进了中医药在新发突发传染病防治和公共卫生事件应急处置中发挥更大作用。根据这一规划，可以认识到中医药在新发突发传染病防治和公共卫生事件的参与中，能够通过提供法律举措、能力建设和机制建设等，展现应有的作用。结合中医药国际传播，应展示中医药在"十四五"规划中基于法律、能力与机制等方面的准备。

这一规划也提出：加强中医药应急救治能力建设。依托高水平三级甲等中医医院，建设覆盖所有省份的国家中医疫病防治基地，依托基地组建中医疫病防治队伍，提升中医紧急医学救援能力。三级公立中医医院和中西医结合医院（不含中医专科医院）全部设置发热门诊，加强感染性疾病、急诊、重症、呼吸、检验等相关科室建设，提升服务能力[①]。在法律、能力与机制方面建设的基础上，将中医院应急救援能力建设得以具象化，并有效改变外界对于中医药在应急救援中的相关印象。结合国内某些公众对于中医药一般意义上的认知——中医药"见效慢"的印象，可以借助上述中医药能力建设给予有效改观。事实上，中医药在积极应对 2020 年暴发的新冠肺炎疫情的过程中，已经凸显其良好的应急救治能力。中医药国际传播的作用在于向国际社会、向其他国家充分展示中医药所具有的良好的应急救治能力。结合中医药国际传播的实践规划，可以考虑将制定关于中医药应急救治能力的专项国际传播工作（应由国家中医药管理局会同国际传播机构进行落实）。

关于加强中医药应急救治能力建设的相关保障，这一规划指出：强化中医药应急救治支撑保障。加强中医药应急科研平台建设，合理布局生物安全三级水平实验室。加大国家中医药应对重大公共卫生事件和疫病防治骨干人才培养力度，形成人员充足、结构合理、动态调整的人才库，提高中医药公共卫生应急和重症救治能力，完善中药应急

[①] 国务院办公厅. 国务院办公厅关于印发"十四五"中医药发展规划的通知：国办发 [2022] 5 号 [A/OL].（2022-03-29）[2022-08-01]. http://www. natcm.gov.cn/guicaisi/zhengcewenjian/2022-03-29/25694.html.

物资保障供应机制①。中医药应急救治能力的保障建设能够相当充分地展示中国政府对于中医药自身发展的有效支持。换而言之，从平台建设到人员培养等，已经形成了具有系统性的发展模式。中医药国际传播的作用在于为中医药应急救治能力建设的保障提供必要的支持，尤其可以增强国外受众对于中医药的认可等。

按照上述规划应认识到的是，随着上述规划的落实，相应的中医药国际传播可以展现为：中医药将为全球范围内有效应对新发突发传染病防治和公共卫生事件发挥更为有效的战略性作用；同时应重视的是，关于"新发突发传染病防治和公共卫生事件"可以理解为包括新冠肺炎在内各种传染病防治和公共卫生事件（尤其可以参照本书提出的、2022 年上半年已经出现的猴痘疫情、克里米亚—刚果出血热等，而非仅仅涉及新冠肺炎疫情），这能够充分彰显中医药在全球构建人类卫生健康共同体中所能够发挥的关键性作用。

结合中医药全球推广的现实，审视中医药国际传播的战略布局具体发展态势相关案例：2022 年 3 月 31 日上午，《中华人民共和国政府和马来西亚政府关于传统医学领域合作的谅解备忘录》续签仪式以视频连线形式举行。中国国

① 国务院办公厅.国务院办公厅关于印发"十四五"中医药发展规划的通知：国办发［2022］5 号［A/OL］.（2022–03–29）［2022–08–01］.http://www.natcm.gov.cn/guicaisi/zhengcewenjian/2022–03–29/25694.html.

家中医药管理局局长于文明在仪式致辞中表示，此次与马来西亚政府签署合作谅解备忘录，是贯彻落实"一带一路"倡议的重大双边举措，也是国家中医药管理局和推进"一带一路"建设工作领导小组办公室印发《推进中医药高质量融入共建"一带一路"发展规划（2021—2025年）》之后，中国政府与"一带一路"国家签署的第一个传统医学领域对外合作文件①。这一表态具有至少三个方面的意义：第一，中国和马来西亚围绕传统医学合作的续签，说明既有的合作成果得到双方的认可并取得了成就；第二，中国和马来西亚传统医学合作是两国在共建"一带一路"框架下的现有合作的落实与完善；第三，作为推进中医药高质量融入共建"一带一路"的典型，对于更多沿线国家具有示范性效应。

更为重要的是，从中国与马来西亚的整体关系发展审视，包括中医药在内的传统医药合作可以为两国关系的充分发展与积极落实提供相当必要的支持。围绕中马关系积极发展的中医药国际传播可以为中医药在东南亚的战略性影响释放提供必要的依据。

同时，于文明指出，中国与马来西亚在传统医学领域一直保持着良好的合作关系，2011年11月双方在北京签订《中华人民共和国政府和马来西亚政府关于传统医学领域合

① 中马续签传统医学领域合作谅解备忘录［EB/OL］.（2022-03-31）.http://www.natcm.gov.cn/guohesi/gongzuodongtai/2022-03-31/25749.html.

作的谅解备忘录》，十年来成果丰硕。特别是新冠疫情发生以来，中国发挥中医药特色优势救治新冠肺炎取得丰硕成果，也为包括马来西亚在内的世界各国抗击疫情提供了经验和借鉴。他提出，下一步双方要落实好新一轮中马传统医学合作谅解备忘录，共同为打造新型密切传统医学交流合作关系作出示范；要推动传统医学在两国的传承创新发展与应用，共同为"一带一路"国家发展应用传统医学作出示范；要加强传统医药抗疫国际合作，共同为构建人类卫生健康共同体作出示范。以上表态说明，在"一带一路"建设引领下，中国与马来西亚传统医学合作，为两国在中医药领域的合作提供了积极的契机；同时从中医药全球推广的现实解读，中国可以借助这一契机积极推动中国与马来西亚在医疗卫生领域的合作拓展与合作深化。在这一背景下，中医药在马来西亚的有效推广也将得到相应的落实。比如，围绕中国与马来西亚联合应对新冠肺炎疫情的合作，两国可以充分发挥包括中医药在内的传统医学积极作用，展示两国上述共识的战略性意义。

在上述签约仪式结束后，相关信息表示：国家中医药管理局与马来西亚卫生部就落实备忘录举行了双边技术合作会议，并协商建立中医药产学研一体化合作机制，确定了共享中医药救治新冠肺炎方案、派遣中国中医药技术人员赴马指导、实施第十一版国际疾病分类传统医学章节、分享中药和药材质量控制经验、起草制订马来西亚草药典、进行中药临床试验操作培训、帮助马方完善中药材生产加工技术规范、开展传统医药循证研究以及中药抗衰老研究等具体合作领域及相关项目①。上述成就的取得在相当程度上为中国与马来西亚之间包括中医药合作在内的传统医学合作落地提供了必要的实践性基础。中国国家中医药管理局与马来西亚卫生部之间关于中医药领域的技术合作的达成，是中医药在马来西亚进行有效推广的重要实践。

从中马两国围绕传统医学的共识达成，到涉及中医药的技术合作落实为马来西亚乃至整个东南亚地区的中医药国际传播提供了基础。中医药国际传播在马来西亚的工作规划，可以从以下五个方面给予落实：

第一个方面为制定积极宣介中马两国包括中医药在内的传统医学合作规划；建议国家中医药管理局进一步协调国际传播机构，开展针对两国传统医学合作成就的国际传播。中医药国际传播规划不仅涉及中马两国医疗卫生领域合作的合法性、有效性，而且涉及医疗卫生合作能够有效改善马来西亚医疗卫生事业的发展态势。

第二个方面为中医药国际传播规划在马来西亚的落实围绕"一带一路"建设的现实与趋势，展示了两国中医药合作乃至传统医学合作的战略意义。在"一带一路"建设

---

① 中马续签传统医学领域合作谅解备忘录［EB/OL］.（2022-03-31）［2022-08-01］.http://www.natcm.gov.cn/guohesi/gongzuodongtai/2022-03-31/25749.html.

的具体实践中，医疗卫生事业领域的合作是一个涉及多元领域的复合型进程：既要将"一带一路"建设框架下中马两国医疗卫生合作的内容进行落实，又要考虑两国在医疗卫生相关的教育、技术乃至产业经济等相关领域的合作。

第三个方面为中医药国际传播应考虑对标中马两国合作的具体内容，尤其是中医药产学研合作等领域的话语、议题。其话语、议题的相关宣介，不仅能够彰显中医药国际传播的积极作用，而且能够落实中马两国在中医药领域既有合作中的战略协调。

第四个方面为结合中医药国际传播的现实，其技术规范等相关领域的合作，能够展现为对于中马两国合作持续推进与不断优化的保障。中医药国际传播工作不仅体现为借助技术规划获得话事权，而且能够在相应的议题设置与话语建构中争取必要的主动。

第五个方面为建议为中马两国中医药合作（也涉及传统医学合作等）相关国际传播提供必要的保障。这一保障一方面要考虑为中马两国的合作提供舆论支持，同时动员两国媒体，尤其在马来西亚形成认可与支持两国在中医药领域相关合作的导向；另一方面要重视积极强化中医药国际传播在马来西亚的工作，尤其可以考虑动员、引导在马华人群体参与其中。

第三节　中医药国际传播的实践考察

中医药国际传播的实践考察是指结合中医药全球推广，尤其是中医药高质量融入共建"一带一路"的现实阐释中医药国际传播的有效实践；考察的关键在于结合中医药国际传播的实践提供工作规划，同时落实相应的评价。中医药国际传播的落实与完善并非一蹴而就，而是需要密切结合当前中医药发展演变与中医药全球推广的态势，展现中医药在全球医疗卫生事业和中国在构建人类卫生健康共同体中的积极作为。

中医药国际传播的实践是以中医药全球推广（包括中医药在共建"一带一路"框架下的推广等）作为基础。结合中国与世界的关系塑造现实，中医药国际传播的实践可以从以下三个方面解析：第一，中医药国际传播的实践根植于中国与更多国家间在政府层面的积极互动；只有依托政府层面的共识落实，中医药在更多国家的推广才能够确立坚实的实施基础。事实上，妥善且有效地解决中医药推广的准入问题源自中国与更多国家之间在卫生、外交、司法等领域合作的落实与完善。

结合中医药全球推广的相关案例解读：中国与罗马尼亚中医药合作的落实，不仅构成中罗关系发展的重要议题之一，而且是中医药在罗马尼亚乃至中东欧有效推广的动力所在。早在2018年，位于中国浙江省杭州市的浙江中医药大学在罗马尼亚相关合作方的支持下，在罗马尼亚设置了中国—罗马尼亚中医药中心。浙江中医药大学关于该中心的简介显示：2018 年，我校与罗马尼亚 Vasile Goldis 西方大学共同承办的"中国—罗马尼亚中医药中心"获国家中医药管理局国际合作专项立项。2019 年 12 月 10 日，罗马尼亚中医药中心在阿拉德郡医院举行了隆重的启动仪式。自 2018 年这一中心成立并在 2019 年得到国家中医药管理局支持后，这一中心在人员交流方面相应的成就如下（截至 2021 年 6 月）：自 2018 年以来，在中医药中心的合作框架之下，两校积极开展了中医药交流与合作。两校每年实现师生团组的交流互访，为期一个月。2018 年、2019 年暑假，罗马尼亚 Vasile Goldis 西方大学学生团组来我校感受中医文化，体验中国针灸；2019 年暑假我校第三临床医学院、康复医学院学生团组赴罗马尼亚参观、交流、学习。2018 年 10 月我校派遣附属三院倪锋老师前往罗马尼亚中医药中心开展临床、教学，2019 年 4 月，Vasile Goldis 西方大学遴选了阿拉德郡立医院的 4 名西医科室主任医生到我校附属第三医院进修。2019 年 12 月，罗马尼亚中心正式开展门诊医疗服务。2020 年 2 月—8 月，我校派遣附属三院李晓医师逆行罗马尼亚开展针灸推拿临床诊疗服务，在半年的就任期接诊患者 1200 余人[①]。同时在科研方面，相应的

---

① 张赛君.中国—罗马尼亚中医药中心［EB/OL］.（2021-06-11）［2022-08-01］.https://wsc.zcmu.edu.cn/info/1205/3516.htm#.

介绍指出（截至 2021 年 6 月）：科研合作上，2018 年，双方联合向各自政府申报了"中欧合作慢性肝脏疾病抗肝纤维化植物和天然产物递药系统的设计与创新"的中罗政府间科技合作项目。阿拉德市郊拥有一个植物园，里面培植了来自世界各地的植物，以便开展中药栽培等方面的合作研究。文化活动上，2018 年 10 月，中心主办"医学整体疗法与中医药研讨会"。2019 年 12 月，中心举办"中西医整合医学学术研讨会"。2019 年 12 月，两校合作在阿拉德市政厅举办了"岐黄博苑—中国浙江中医药文化展览"。从浙江中医药大学与罗马尼亚合作方的积极建设解读，这一成就能够有效支持中罗两国中医药合作的积极开展，人员交流与科研交流的持续，并已经形成相对良好的常态化形式。

浙江中医药大学的案例表明中国与罗马尼亚中医药合作的落实已经成为在罗马尼亚实现中医药推广的重要内容。中国与罗马尼亚中医药合作的开展，尤其是罗马尼亚中医药中心的建设，构成中医药在罗马尼亚进行有效推广的现实性成就。对于上述成就的理解，可以进一步结合相关案例给予分析：为更好促进中医药在罗马尼亚的发展，2021 年 9 月 28 日，驻罗使馆向罗马尼亚苗韦尼和布拉索夫的有关机构赠送了一批中医药设备物资[①]。这一活动表明中国与罗马尼亚围绕中医药的合作已经获得一定成就。同时，出

---

① 中罗中医药务实合作再添彩 [EB/OL].（2021-09-29）[2022-08-01]. http://ro.china-embassy.gov.cn/zlgx/202109/t20210929_9558397.htm.

席活动的中国驻罗马尼亚使馆科技参赞蒋苏东表示，中医药是中华民族的瑰宝，几千年来守护着中国人民的健康，新冠疫情来袭时中医药在抗击疫情过程中发挥了重要作用。中医药在罗马尼亚有良好的发展基础，新冠疫情凸显了包括中医药合作在内的双边卫生健康务实合作的重要性。双方均期待以此次物资捐赠为契机，深入推进双方合作机构在中医药教育和临床诊疗等领域的交流合作，提升人民健康福祉，造福两国人民。近年来，中罗中医药合作成果丰硕。在中方合作伙伴的支持下，阿拉德中医药中心投入运营，布拉索夫特兰西瓦尼亚大学举办中医硕士班学历教育，苗韦尼市医院筹建中医中心，锡比乌大学举办国际中医药大会，积极推广传播中医药文化。这些卫生健康领域的合作成果丰富了中罗务实合作内涵，是构建人类卫生健康共同体的生动体现[①]。按照上述表态，中国与罗马尼亚围绕中医药的国际合作成就可以解读为：中医药为罗马尼亚应对新冠肺炎疫情提供了必要的支持是中医药在罗马尼亚有效推广的现实。按照上述表态分析，中国与罗马尼亚已经借助中医药合作提升了两国积极互动。

同时，中国与罗马尼亚围绕中医药的国际合作已经达成了明确的共识；围绕构建人类卫生健康共同体的目标，中国与罗马尼亚在中医药经营、中医药高等教育等领域开

① 中罗中医药务实合作再添彩［EB/OL］.（2021–09–29）.http://ro.china-embassy.gov.cn/zlgx/202109/t20210929_9558397.htm..

展有效合作。围绕中国与罗马尼亚中医药合作的国际传播趋向，国际传播工作方案可以解读为：第一，应积极宣传中国与罗马尼亚中医药合作的合法性、合理性；第二，应积极宣传中国与罗马尼亚在中医药合作领域已经取得的成就；第三，应积极宣传中国与罗马尼亚中医药合作具有的良好前景。据此，围绕上述工作方案，应动员更多的中国与罗马尼亚媒体，针对中国与罗马尼亚中医药合作开展国际传播工作。中国与罗马尼亚中医药合作的国际传播工作的开展需要明确地认识到，若在罗马尼亚国内的舆论环境中建构必要的国际传播保障，应推动更多的罗马尼亚公众、媒体等认识到中医药对于其国家层面医疗卫生事业加强与改善的重要意义，而非受美西方国家对中医药的抹黑、诋毁等影响。

对照浙江中医药大学支持、中国在罗马尼亚设置的"中国—罗马尼亚中医药中心"的具体建设可以考虑引导更多的罗马尼亚卫生健康事业管理人员、医务人员和学生前往浙江中医药大学乃至更多的中国中医药相关高等院校、科研院所学习、深造。同时，针对这一群体的国际传播可以有效地巩固中医药在罗马尼亚的形象。这一工作规划构成中医药在罗马尼亚开展精准传播的基本设想。

同时，以中国与罗马尼亚中医药合作作为基础，进一步将中国与罗马尼亚中医药合作相关的国际传播活动加以扩大，尤其是拓展国际影响。其国际传播工作方案解读为：

第一，中国与罗马尼亚中医药合作的积极推广可以考虑融入中国—中东欧国家合作相关国际传播的内容；第二，中国与罗马尼亚中医药合作可以为中国与巴尔干国家之间开展有效医疗合作提供必要的指引，应落实相应的国际传播支持；第三，对照中国与罗马尼亚中医药合作的优势释放，将这一合作的国际传播进一步向欧洲乃至"一带一路"沿线国家，展示中国强化人类卫生健康共同体建设的坚定决心与良好效果。

中国与罗马尼亚中医药合作的专门性国际传播工作落实可以作为中医药高质量融入共建"一带一路"的典型案例，对接"讲好中国故事 传播好中国声音"的国际传播工作指导理念，以动员更多的国际传播机构参与其中。在国际传播机构中关于中医药国际传播的工作落实可以对标这一典型，优化精准传播、分众传播等工作。更为广泛、更为长远的国际传播工作规划解读如下：

第一，应从中国与罗马尼亚中医药合作的国际传播工作规划出发，对标"一带一路"建设中东欧进程，同时兼顾中国—中东欧国家合作中关于医疗卫生合作的规划。有鉴于此，可以将中国与罗马尼亚中医药合作的国际传播工作建构为支持"一带一路"建设、中国—中东欧国家合作的重要着力点。

按照这一规划，需要重视中国在中东欧的国际传播战略布局中向中国与中东欧国家在中医药合作领域的国际传播工作中落实必要的战略实施倾向与战略资源投入。比如，应考虑在国家中医药管理局的指导下，指定专门的国际传播机构在中国与中东欧国家的战略协作中积极宣介关于中国与罗马尼亚中医药合作的成就等。

第二，应将中国与罗马尼亚中医药合作的国际传播工作作为中国与罗马尼亚在双边关系层面开展积极互动的动力构建之一。可以考虑在积极推动中国与罗马尼亚中医药合作拓展的基础上，进一步将两国中医药方面的合作提升为产业合作等。

依循上述分析，可以将中国与罗马尼亚中医药合作的国际传播工作对接到两国的产业合作中去。对照中国与罗马尼亚双边关系发展的战略需求，国际传播工作不仅要致力于中罗全面友好合作伙伴关系的发展，而且要着眼于将中罗两国的战略协调给予充分落实。

第三，应为中国与罗马尼亚中医药合作的国际传播工作明确相应的支持与保障进程。应把为中国的国际传播机构提供从事中医药国际传播相关支持作为基础，进一步支持中国与罗马尼亚中医药合作相关的国际传播活动逐步优化。

在中国与罗马尼亚中医药合作的国际传播工作的落实中，有必要通过国际传播机构之间的合作，动员罗马尼亚媒体实现关于中医药功效、中国与罗马尼亚中医药合作的积极宣传，形成规模性的传播效应与固定的受众。有必要考虑对于参与中国与罗马尼亚中医药合作系统性报道的罗马尼亚媒体提供必要的支持，包括技术支持、资金支持等。

中医药国际传播的实践考察可以从结合中医药全球推广的基本现实明确。中医药全球推广的不断落实与完善是中国与世界的关系发展中的重要组成部分之一，中医药国际传播可以体现对于中医药全球推广的积极支持。在以上研究中，中国与罗马尼亚中医药合作等案例在相当程度上构成中国落实中医药全球推广不可或缺的组成部分之一。

按照这一布局，把握中医药国际传播实践的关键至少在于以下三个方面：

第一个方面在于中医药国际传播应立足于掌握中国与世界的关系，推动中国国际传播的整体态势提升。中医药国际传播的落实与完善为中国国际传播提供了不可或缺的领域。应在强调中医药国际传播源自中医药全球推广的基础上，明确中医药国际传播发展演变的战略部署。结合加强国际传播能力建设的现实，应重视与中医药国际传播密切相关的投入与战略性举措。比如在国家中医药管理局的未来发展规划中，理应设置负责中医药国际传播的部门或者专项工作，同时可以委托事业单位（例如中国中医科学院等）专门落实中医药国际传播工作的具体落实与发展优化，等等。

中国与世界的关系主客观上均需要重视中国话语和中国叙事体系，并加强上述国际传播能力建设。这不仅意味着阐释中医药国际传播拓展能够诠释为中国积极影响世界，而且能够阐释中国的大国责任与大国形象。

第二个方面在于中医药国际传播应充分把握加强和改进国际传播工作的现实。需要厘清工作逻辑，中医药国际传播作为加强和改进国际传播工作的重要环节，应得到重视与投入，中医药国际传播的有效推进可以视为积极开展中医药国际传播的重要举措。

根据未来加强与改进国际传播工作的基本部署，需要重视围绕中医药国际传播确立工作规划，包括必要的话语与议题。结合中医药国际传播的现实，中医药国际传播话语在于为中医药国际传播确立必要的合法性建构；中医药国际传播议题在于积极引导中医药国际传播的发展趋向，推动更多的国家和更多的国际舆论认可与支持中医药。

第三个方面在于中医药国际传播需要强化国际传播效能，落实积极的准备。在强化国际传播效能的整体布局中，相应的人才队伍建设、物质财政投入等应当发挥必要的作用。同时，围绕国际传播效能提升的需求，其制度保障也需要给予重视。因而结合中医药国际传播开展的现实，应保障主导与参与中医药国际传播相关机构的活力与举措的有效性。

在提升国际传播效能的过程中，对于中医药国际传播的重视应体现为对中医药国际传播的行为主体给予必要的支持。按照上述安排，在中医药国际传播的机构建设中需要落实投入尤其是必要的人力投入、物力投入等。按照当前的中医药国际传播发展态势，应考虑在条件成熟时建立专门性的中医药国际传播机构，同时为这一机构配备足够的人员并给予财政支持。关于国际传播机制，需要考虑在国际传播机制运行的过程中注重机制优化与机制监督。

第五章　中医药国际传播的路径设想

　　中医药国际传播的路径设想是指在现有中医药国际传播的动力构建、战略布局与有效实践的基础上，对于未来中医药国际传播规划给予充分展示。路径设想倘若能够得到落实，不仅意味着中医药国际传播的有效开展，而且意味着掌握了关于中医药国际传播在全球国际传播格局中的积极主动。

　　中医药国际传播的路径塑造应结合中医药全球推广的现实与趋势，推动中医药国际传播既有态势的优化。落实这一路径塑造不仅要注重强化中医药国际传播的整体工作体系，而且要推动战略优化。议题设置与话语构建能够为中医药国际传播的未来发展确立有效的路径探索趋向：中医药国际传播意在支持中医药在全球医疗卫生事业中的积极作用释放，而非局限于应对美西方国家的遏制。

第一节　中医药国际传播的整体完善

中医药国际传播的整体完善是指在中国走近世界舞台中心的过程中将中医药之于全球医疗卫生事业乃至全球治理的重要组成部分得以明确。我们不仅应关注到中医药国际传播所具有的规模效应，而且应关注到相应的战略传播合法性等进程。

中医药国际传播的整体完善源自指导理念与工作体系建设的落实。在指导理念方面，应着力强调中医药的全球贡献，同时推动更多的国家在参与中医药国际合作的过程中给予有效的合法性宣介。在工作体系建设方面的举措在于将中医药国际传播提升为加强与改进国际传播工作的重要组成部分之一，推动政府内部事关中医药国际传播机构的协调。

对应上述分析，结合国家中医药管理局对于中医药全球推广落实的现实与趋向，国家中医药管理局在按照现有中医药在全球范围内实现有效推广的部署的同时应为中医药国际传播的落实提供支持。中医药国际传播工作指导理念在于要充分重视中医药国际传播的战略意义、要充分强化中医药国际传播对于提升国际传播效能的重要作用，等等。

同时，应充分强化现有的中医药国际传播工作部署：第一，建议建立由国家中医药管理局牵头的中医药国际传

播工作机制；第二，建议落实与优化国家中医药管理局与
相关国际传播机构的战略合作、工作机制等，制定中医药
国际传播的工作计划；第三，建议将中医药对于全球医疗
卫生事业的贡献借助中医药国际传播提升到"讲好中国故
事 传播好中国声音"的层次，既要落实中国与更多国家媒
体关于中医药的国际传播，又要明确优化事关中医药国际
传播的"中国故事、中国声音"。

当今时代，应认识到中医药已经在全球范围应对新冠
肺炎疫情的进程中发挥了十分关键的作用。如 2022 年 4
月关于《世界卫生组织中医药救治新冠肺炎专家评估会报
告》，中国外交部发言人指出：新冠肺炎疫情暴发以来，中
医药全面、深度参与中国疫情防控救治，应用中医药及中
西医结合防控救治效果非常显著。正如世卫组织这篇报告
指出的，使用中医药有利于降低轻型或普通型病例转为重
症的风险；对轻型和普通型病例，与单纯的常规治疗相比，
中医药在作为附加干预措施时，可缩短病毒清除时间、临
床症状缓解时间和住院时间；尽早使用中医药可改善轻型
和普通型新冠肺炎患者的临床预后①。同时，发言人还指出：
中医药是中华民族的瑰宝，也是世界人民的财富。疫情发
生以来，中方积极为海外抗疫贡献中医药力量。据不完全

---

① 2022 年 4 月 8 日外交部发言人赵立坚主持例行记者会［C/OL］.
（2022-04-08）［2022-08-01］.https://www.mfa.gov.cn/web/fyrbt_673021/
jzhsl_673025/202204/t20220408_10665796.shtml.

统计，截至目前中方已向 150 多个国家和地区介绍中医药诊疗方案，向 10 多个有需求的国家和地区提供中医药产品，选派中医专家赴 29 个国家和地区帮助指导抗疫。去年3 月，中方举办了"中医药与抗击新冠肺炎疫情国际合作论坛"，来自 28 个国家和地区的政要、政府官员和世卫组织代表、专家通过视频连线深入交流。论坛还通过了《支持中医药参与全球疫情防控倡议》[①]。这一表态说明中医药在应对新冠肺炎疫情的过程中发挥着相当重要的作用；中国政府借助中医药有力地支持了更多国家应对新冠肺炎疫情。至于《支持中医药参与全球疫情防控倡议》这一共识的达成，明确说明中医药在全球范围内对于有效应对新冠肺炎疫情已经形成相应的共识。上述表态可以使人们进一步认识到这是中国在依托中医药有效支持全球范围内应对新冠肺炎疫情的国际合作。

　　相应的表态还涉及：同世界民众并肩抗击新冠肺炎疫情，中国不遗余力；向世界民众分享中医药防控救治经验，中国毫无保留。我们高兴地看到，有越来越多的国家认识到了中医药的价值。世卫组织专家评估会报告对中医药抗疫作用作出明确肯定，这正是中医药正在获得越来越多国际认可的一个缩影。中方愿继续同世界各国及世卫组织一

①　2022 年 4 月 8 日外交部发言人赵立坚主持例行记者会 [C/OL].（2022-04-08）[2022-08-01].https://www.mfa.gov.cn/web/fyrbt_673021/jzhsl_673025/202204/t20220408_10665796.shtml.

道，发挥中医药等传统医药的独特优势和作用，深化传统医药领域交流与合作，继续推进疫情防控国际合作，为护佑各国人民的生命健康作出自己的贡献[①]。这一表态说明，中国政府与更多国家、世卫组织对于中医药在应对新冠肺炎疫情中的作用是认可的；在这一基础上，中国政府积极推动中医药在全球范围内应对疫情的国际合作落实与优化正是中国积极履行其大国责任的充分体现。

对于中医药在全球范围内的积极推广，发言人进一步指出：不久前，中方发布了《推进中医药高质量融入共建"一带一路"发展规划（2021—2025年）》。规划提出，"十四五"时期，中方将与共建"一带一路"国家合作建设30个高质量中医药海外中心，向共建"一带一路"国家民众提供优质中医药服务[①]。根据这一表态，可以进一步认识到中医药在中国倡导的"一带一路"建设框架下开展合作的积极落实。对此，应认识到，伴随"一带一路"建设的逐步推进与落实，中医药对于中国强化与"一带一路"沿线国家之间的密切互动发挥着相当重要的作用。中医药高质量融入共建"一带一路"相关规划的提出，可以为中国与更多国家之间围绕"一带一路"建设持续发展的共识落实与实质性合作实现等提供必要的战略性支持与相应的平台建设。

---

① 2022年4月8日外交部发言人赵立坚主持例行记者会 [C/OL]. （2022-04-08）[2022-08-01].https://www.mfa.gov.cn/web/fyrbt_673021/jzhsl_673025/202204/t20220408_10665796.shtml.

按照中医药全球推广的现实与趋势，应充分认可《推进中医药高质量融入共建"一带一路"发展规划（2021—2025年）》所具有的战略性意义：按照这一发展规划的设想，需要强化中医药在"一带一路"框架下的积极影响。这一影响的基本实现不仅意在致力于中国与更多"一带一路"沿线国家之间开展事关医疗卫生事业的合作，而且意在优化中国与更多"一带一路"沿线国家展示中医药在全球范围内医疗卫生事业中的战略性作用：一方面能够展示中国的大国责任；另一方面能够展示中国在全球医疗卫生事业方面的成就。

上文提及的《推进中医药高质量融入共建"一带一路"发展规划（2021—2025年）》指出：经过多年的发展，中医药已获得世界越来越多国家的认可，中医药医疗、教育、科技、文化、产业等领域国际合作取得积极进展，为中医药高质量融入共建"一带一路"奠定了坚实基础。同时，中医药服务人类卫生健康潜能尚需深挖，中医药健康产业国内国际双循环有待畅通，中医药国际科技合作层次亟须提高，中医药国际教育整体水平仍需提升，中医药促进民心相通能力有待加强[1]。这表明在"一带一路"建设的框架

---

① 国家中医药管理局 推进"一带一路"建设工作领导小组办公室关于印发《推进中医药高质量融入共建"一带一路"发展规划（2021—2025年）》的通知：国中医药国际发［2021］6号［A/OL］.（2022-01-15）［2022-08-01］.http://www.natcm.gov.cn/guohesi/zhengcewenjian/2022-01-15/24182.html.

下中医药国际合作已经取得了相当显著的成就。围绕中医药在医疗、教育、科技、文化、产业等领域的合作落地，中医药高质量融入共建"一带一路"的既有成就，应重视对中医药国际传播给予必要的宣介。中医药国际传播的整体完善应以中医药高质量融入共建"一带一路"作为着眼点，积极开展具有指向性的战略传播规划。

第一，应借助中医药高质量融入共建"一带一路"的现实，明确中医药在全球医疗卫生事业中的有效作用。在"一带一路"建设框架下，将以上作用诠释为中国对于全世界全人类的贡献。从更为广泛地加强与改进国际传播工作的现实审视，中医药高质量融入共建"一带一路"，意味着中国在事关"一带一路"建设的国际话语权博弈中更为有效与更加明确地掌控主导权。

与之构成密切关联的是必须有效应对来自美西方国家在中医药国际传播领域对于中国的围堵。对此，国际传播工作指导理念在于将中医药国际传播的落实作为改善全球国际传播"西强我弱"格局的重要发力点之一。

第二，应围绕中医药高质量融入共建"一带一路"的既有成就，将推动中医药国际传播的平台建设作为重点。按照中医药国际合作所具有的政府间合作属性，未来的中医药国际传播的平台建设仍然需要重视官方媒体的作用。进而应建立与加强依托官方媒体合作的舆论导向，引导"一带一路"沿线国家的舆论充分认可中医药的作用。同时应考虑围绕中医药国际传播建立必要的官方媒体矩阵、媒体集群等，强化中医药国际传播的平台建设。

应动员更多的媒体、智库、知名人士等，积极参与在"一带一路"建设框架下中医药的国际传播活动。国际传播工作的重点将不再局限于以往中医药具有的保健效果和临床效果等，而是将其进一步拓展为中医药之于"一带一路"沿线国家医疗卫生的整体水平改善同时兼顾健康管理等内容。

第三，中医药国际传播的商业属性应在条件允许的情况下展现。不可否认的是，中医药在"一带一路"沿线国家的推广具有公益属性，但是随着中医药高质量融入共建"一带一路"的落实，商业属性的展现可以为中医药在"一带一路"沿线国家的作用发挥建构坚实且持续的动力，中国与"一带一路"沿线国家在中医药产业领域的相关合作落实的商业宣传不可或缺。

中医药国际传播在"一带一路"沿线国家的落实可以结合相应的广告宣传等举措，将中医药对于这些国家医疗卫生状况的改善具象化。其中具有典型意义的是青蒿素对于抗击疟疾所发挥的作用。时任中国国务委员、外交部长王毅指出：以屠呦呦为代表的中国科学家经过不懈努力，率先发现并成功提取青蒿素，开创了疟疾治疗的新方法，显著降低了疟疾患者死亡率。中国在成功消除国内疟疾的同时，也向世界伸出援手，开展以青蒿素为核心的大规模国际抗疟援助。截至 2021 年底，中方累计提供青蒿素药品数十亿人份，为发展中国家培训了数万名抗疟技术人员，为 30 个国家援建疟疾防治中心，中国向 72 个发展中国家派遣的 2.8 万名援外医疗队员，广泛使用青蒿素药品和疗法开展疟疾防治。半个世纪以来，中国抗疟援助取得巨大成果，根据世界卫生组织统计，仅撒哈拉以南非洲地区就有约 2.4 亿人口受益于青蒿素联合疗法①。围绕上述态势，中医药国际传播的工作落实能够有效推动中医药在全球范围内的积极形象塑造。围绕青蒿素开展的中医药国际传播活动可以为中医药国际传播的积极落实提供范式建构。

从上述分析出发，中医药国际传播的整体完善是基于以下三个方面的研判：

第一个方面为中医药国际传播是中国对外交往乃至中国与世界的关系实现有效强化的基本路径之一。按照中国外交外事工作开展的既有态势，中医药国际传播的整体完善能提供必要的优化。比如，中医药国际传播的有效实施意味着对于共建"一带一路"能够获得舆论支持并落实舆论支持优化，能够巩固中国在共建"一带一路"整体进程中的主导性地位。

中医药国际传播能够为中国与世界的关系的塑造发挥

---

① 王毅出席青蒿素问世 50 周年暨助力共建人类卫生健康共同体国际论坛［EB/OL］.（2022-04-25）［2022-08-01］.https://www.fmprc.gov.cn/wjbzhd/202204/t20220425_10673423.shtml.

积极作为，为优化中国在医疗卫生事业乃至全球治理中的积极角色实现更为充分的建构。中国可以借助中医药国际传播的落实与优化，在包括共建"一带一路"在内的全球治理诸多进程中发挥战略性作用。

第二个方面为中医药国际传播是中国医疗卫生事业对于世界的贡献。借助中医药国际传播的落实与优化，中国应向包括参与"一带一路"沿线国家在内的更多国家乃至向全球展现中国已经在全球医疗卫生事业中具有的核心性作用。

中医药国际传播整体完善的着力点在于，应明确宣介中医药的作用不仅局限于保健相关的作用，而是能够致力于优化引导改善所有国家的医疗卫生发展状况。中国对于新冠肺炎疫情有效应用中医药的成功案例、经验等，已经向世界表明中医药所具有的优势作用。

第三个方面为中医药国际传播是中华文化"走出去"的关键构成内容之一。中医药国际传播的实施从更为长远与更为深入的视角解读，中医药国际传播意在为中医药文化海外传播提供实质性支持，因而中医药国际传播可以作为中华文化"走出去"的展示。同时，从受众的视角解读，受众需要以不同文化交流作为切入点认知中医药的作用，这就需要赋予中医药国际传播必要、丰富、积极且通俗的文化意义。

其中，讲好中医药故事可以作为中医药国际传播乃至中医药海外文化传播的有效手段之一。进而实现讲好中医药故事、推动与中医药国际传播密切相关的人文交流等，能将中医药国际传播给予充分优化。中医药在柬埔寨、白俄罗斯、斯洛伐克、罗马尼亚等国家的有效推广，可以作为讲好中医药故事的良好素材，在相应的东南亚、后苏联空间、中东欧等区域乃至全球进行有效推广。

中医药国际传播是当前中国国际传播工作中重要组成内容之一，也是中医药管理工作中不可或缺的内容；中医药国际传播的整体优化能够更为充分地彰显中国大国责任。

第二节 中医药国际传播的战略优化

较之中医药国际传播的整体完善，其战略优化更多地立足于国际战略博弈层面的相关考量。随着中国与世界的关系的不断重塑与调整，中医药在其中的作用体现为人类卫生健康共同体乃至人类命运共同体建设中的作用；中医药国际传播是依托上述作用的释放，展现中国在全球范围内良好的国家形象。中医药国际传播的战略优化更多地考虑到以现有的中医药国际传播作为基础，强化中医药在全球范围内有效推广的积极影响，进而这一战略优化体现为：

第一，应更为有效、更为主动地宣介中医药，明确有效的中医药国际传播的战略指导理念。指导理念体现为在提升国际传播效能的过程中强化中医药国际传播的相关战略规划。应指出的是，中医药国际传播的战略规划应对接中国对外的战略部署。比如，结合中国—中东欧国家合作的战略部署，中国与中东欧国家围绕中医药合作的落实与完善需要契合国际传播工作。

较之中医药高质量融入共建"一带一路"的战略设想，可以在中医药对中国全球战略的相关部署之间确立关联；同时，基于中医药支持人类卫生健康共同体建设、人类命运共同体建设的现实进一步优化既有的战略设想。具体内容可以涉及：按照中医药国际传播的发展态势，优化中国与更多国家围绕中医药的国际传播的媒体合作；结合中医药高质量融入共建"一带一路"的需求，优化中医药在"一带一路"沿线国家舆论环境的基础上，提供有效的战略传播规划，等等。

以发展的视角审视正在实施的中医药高质量融入共建"一带一路"的趋向，可以考虑落实与这一趋向配套的中医药国际传播规划。规划实施路径可以为上述趋向的落实提供中医药国际传播的支持。

第二，应充实优化中医药国际传播的工作体系，尤其是明确指导机构建设、执行机构建设等需要更多的投入。其中，最为重要的是人力与物力投入能够强化中医药国际传播的有效推进。根据当前中医药国际传播的基本情势，中医药国际传播工作体系的充实优化不仅意味着更为良好的工作发展规划与投入落实，而且意味着中医药国际传播的工作效率得到提升。

作为中医药国际传播的指导机构，应重视国家中医药管理局的作用提升，这主要体现为积极优化中医药国际传播的规划。对于中医药国际传播的指导机构应重视在明确国家中医药管理局相关职能的基础上，优化国家中医药管理局对于中医药国际传播的实践。比如，设置中医药国际传播的专门指导部门或者专项工作。应指出的是，当前中医药国际传播人才队伍的建设有待强化，从未来中医药国际传播战略优化的视角分析，应重视针对这一问题采取措施并予以解决。实施方案可以考虑由国家中医药管理局或者中国中医科学院设置中医药国际传播人才的培养方案，同时邀请国内的知名国际传播机构参与其中。

2022年6月在国家中医药管理局举行《关于加强新时代中医药人才工作的意见》发布会上，国家中医药管理局办公室副主任邢超指出：人才是中医药发展的第一资源。这一表态说明，人才在中医药整体发展中的作用已经得到相对明确的重视。国家中医药管理局作为中国中医药工作的领导机构，这一表态为中医药人才队伍建设展示了纲领性的作用。同时，国家中医药管理局人事教育司司长卢国慧表示：党中央、国务院把中医药工作摆在更加突出的位置，深入推进中医药人才队伍建设，推动构建院校教育、毕业后教育、继续教育有机衔接、师承教育贯穿始终的中医药人才培养体系，实施了中医药人才岐黄工程，中医药人才队伍规模快速增长，结构布局逐步优化，人才质量和效能显著增强①。根据这一表态可以充分地认识到中医药人才队伍建设已经在中医药发展的整体规划中体现。其中相当重要的进程体现在以下两个方面：第一，中医药人才培养的教育体系建设，关于中医药人才培养教育体系内部的有效衔接可以为人才培养的持续性与有效性提供支持。第二，中医药人才岐黄工程等高精尖人才的培育体系能够有效支持中医药中高端人才的培养。有必要指出的是，随着中国中医药事业的整体发展，中医药人才队伍的上述体系建设可以进一步拓展与优化，如关于中医药人才岐黄工程等，既可以考虑增加大量资金投入与增加大量人才遴选的名额，也可以考虑复刻更多的类似工程。

关于中医药人才工作的具体部署，国家中医药管理局公布了新时代人才工作六个方面的重点任务并做出了具体的部署。第一，培养造就中医药领域的战略科学家，培育壮大领军人才队伍，促进青年人才脱颖而出，打造中医药人才发展高地，加快培养集聚高层次人才。第二，扩大基层人才供给，推动人才向基层流动，改善基层人才发展环境，夯实基层人才队伍。第三，完善西医学习中医制度，实施西医学习中医专项，大力推进西医学习中医。第四，

① 国家中医药管理局举行《关于加强新时代中医药人才工作的意见》发布会［C/OL］.（2022-06-24）［2022-08-01］.http://www.scio.gov.cn/xwfbh/gbwxwfbh/xwfbh/zyyj/Document/1726365/1726365.htm.

强化中医药专业技术人才培养，加强中医技师队伍建设，加快急需紧缺人才队伍建设，强化中医药管理人才队伍建设，统筹推进中医药重点领域的人才队伍建设。第五，改革中医药院校教育，完善人才培养模式，医教协同深化中医药教育改革。第六，拓宽中医医疗服务岗位，落实用人自主权，加大薪酬激励制度，完善人才评价体系，健全表彰激励机制，进一步深化人才发展体制机制改革[①]。根据以上部署，可以对照中医药国际传播人才队伍的建设规划给予落实与完善。其中，根据第一项规划，在中医药高端人才的培养中可以适时适当地安排中医药国际传播的高端人才培养方案。同时，中医药国际传播高端人才的培养可以在国家中医药管理局的统筹安排与协调下，积极培育中医药国际传播高端人才并可以将人才遴选范围扩大到地方中医药相关院校、国际传播机构等。

结合当前中医药人才队伍建设的现实分析，中医药人才队伍建设的既有进程已经得到落实；但同时关于中医药国际传播的人才队伍建设尚缺乏落实。有鉴于此，中医药人才队伍建设可以从以下三个方面给予推进：第一，明确中医药国际传播人才队伍建设的基本规划，尤其是中医药国际传播领军人才、骨干人才的培养；第二，结合中医药

---

① 国家中医药管理局举行《关于加强新时代中医药人才工作的意见》发布会［C/OL］.（2022-06-24）［2022-08-01］.http://www.scio.gov.cn/xwfbh/gbwxwfbh/xwfbh/zyyj/Document/1726365/1726365.htm.

国际传播的人才队伍建设的现实，对于中医药全球推广的落实提供专门培训；第三，对于参与中医药国际传播的国际传播机构（尤其是媒体等）人才培养提供中医药国际传播的专门指导。

结合中医药国际传播人才培养的具体案例解读，随着中医药国际传播的逐步推进与完善，可以提升现有的中医药国际传播效果。中医药国际传播工作的落实需要为从事中医药传播工作的人员（尤其是国际传播机构的人员）提供专门性的中医药知识培训（不仅要了解中医药相关的翻译知识，而且要明确认识中医药在中国对外交往中的战略性作用）。

第三，按照中医药国际传播的现实，优化中医药国际传播的既有模式的同时充实评估工作。评估工作的基本设想在于，将中国中医科学院的智库功能建设直接作用于中医药国际传播的相关评估。

从评估工作的现实解读，中国中医科学院的评估功能可以从现有的职能规划等视角着眼，将评估工作融入其中。其中，核心性的举措在于设置中医药国际传播工作的专门机构，评估中医药国际传播的发展态势与发展趋向。如果缺乏条件，也可以考虑设置中医药国际传播的专门项目，用于落实评估工作。

评估工作的具体内容，可以考虑从以下四个方面着手：第一，设置评估的主要行为方（比如中国中医科学院或者由中国中医科学院委托其他机构进行等）评估现有的中医药国际传播工作，评价发展态势与发展效果等；第二，设置评估实施的工作方案，尤其应评估中医药全球推广中的相关项目中国际传播的效果。比如，评估中医院、中药企业在海外的发展态势；第三，人为设置的评估标准可以参照中国国家形象全球调查的相关变量，设置中医药国际传播的相关变量等等。如中医药在海外的形象评估，确立相应的评估标准等；第四，为中医药国际传播的评估设置必要的传播平台。除了媒体外，也可以考虑国际传播机构（以及学术期刊等）参与其中。

除了以上内容外，中医药国际传播的战略优化还应当充分结合中医药高质量融入共建"一带一路"等战略性举措给予必要的优化与充实。结合中医药高质量融入共建"一带一路"在"十四五"时期的发展规划解读："十四五"时期，与共建"一带一路"国家合作建设 30 个高质量中医药海外中心，颁布 30 项中医药国际标准，打造 10 个中医药文化海外传播品牌项目，建设 50 个中医药国际合作基地，建设一批国家中医药服务出口基地，加强中药类产品海外注册服务平台建设，组派中医援外医疗队，鼓励社会力量采用市场化方式探索建设中外友好中医医院。到 2025 年，中医药政府间合作机制进一步完善，医疗保健、教育培训、科技研发、文化传播等领域务实合作扎实推进，中医药产业国际化水平不断增强，中医药高质量融入共建

"一带一路"取得明显成效①。按照上述规划作为分析着眼点，中医药国际传播的相关作用可以解读为：第一，为设置中医药海外中心，主客观上需要中医药国际传播提供必要的支持，尤其是积极展现中医药海外中心的舆论影响等；第二，支持中医药国际标准的宣介与优化传播态势，尤其应注重与中医药国际标准确立战略影响；第三，中医药国际合作基地、国家中医药服务出口基地的建设的中医药国际传播能够进一步解读为话语权、议题设置权的积极作用释放。应指出的是，中医药文化海外传播品牌项目能够直接对接中医药国际传播的落实，并提供实施平台等。

中国与"一带一路"沿线国家之间的中医药合作深化能够为中医药国际传播的战略优化提供支持。中医药国际传播的战略优化设想可以为中医药国际传播落实提供具有战略性意义的实践：首先，要为中国与"一带一路"沿线国家之间的中医药合作提供明确且有效的国际传播导向；其次，借助中医药合作的落实，积极宣介中医药对于"一带一路"沿线国家医疗卫生状况的有效改善；最后，根据中医药合作的落实，进一步优化中国与"一带一路"沿线国家的积极合作。根据以上指导理念，结合中医药国际传

---

① 国家中医药管理局 推进"一带一路"建设工作领导小组办公室关于印发《推进中医药高质量融入共建"一带一路"发展规划（2021—2025 年）》的通知：国中医药国际发［2021］6 号［A/OL］.（2022-01-15）［2022-08-01］.http://www.natcm.gov.cn/guohesi/zhengcewenjian/2022-01-15/24182.html.

播的态势，包括围绕高质量中医药海外中心、中医药国际标准、中医药文化海外传播品牌项目、中医药国际合作基地、国家中医药服务出口基地、中药类产品海外注册服务平台、中医援外医疗队、中外友好中医医院等规划，落实国际传播工作配套工程。

其规划不仅要考虑中医药国际传播对接共建"一带一路"的国际传播工作，而且需要中医药国际传播有效契合中医药全球推广的需求。上述规划作为中国积极推动人类卫生健康共同体乃至人类命运共同体的国际传播工作开展，将明确构成中国在全球范围内谋求国际战略博弈话语权的关键环节之一。

关于共建"一带一路"的基本态势与中医药高质量融入共建"一带一路"的设想之间的关联性，可以结合战略格局解读为：中医药高质量融入共建"一带一路"是对于当前共建"一带一路"五通（设施联通、政策融通、贸易畅通、资金融通、民心沟通）的有效升级。中医药高质量融入共建"一带一路"，意味着中医药进入"一带一路"沿线国家相关的诸多内容：以本书涉及的中医药进入白俄罗斯为例，政策融通不可或缺。类似的是，在中白工业园区生产中药、在白俄罗斯境内销售中药等，与贸易畅通、资金融通关系密切；中医药在白俄罗斯的有效推广与民心相通之间构成相关性，尤其是中医药能够在白俄罗斯应对新冠肺炎疫情中发挥积极作用与获得白俄罗斯公众的认可。

从上述案例出发，中医药国际传播战略优化在共建"一带一路"的框架下，可以明确的相关举措如下：

第一，中医药国际传播的落实应符合"一带一路"建设的国际传播规划；据此，应考虑建构中医药国际传播的指导机构、实施机构，并与主导"一带一路"建设的国家发展和改革委员会等相关部门之间开展协调，这一协调对于有效推动中医药国际传播具有至关重要的意义。

政府部门之间的有效协调构成中医药国际传播实现战略优化的基础。这一有效协调应进一步形成工作联席机制，开展围绕中医药国际传播的专门工作。比如，在共建"一带一路"的框架下，中国与"一带一路"沿线国家的政府部门之间围绕中医药合作的协调中，融入中医药国际传播进程，不仅能有效保障现有合作的国际传播效果与强化而非争取舆论支持，而且能明确共建"一带一路"的整体国际环境优化。

第二，中医药国际传播的落实应满足中国与"一带一路"沿线国家之间围绕中医药合作的国际传播需求。这一国际传播需求不仅体现为积极塑造中国与"一带一路"沿线国家之间中医药合作的合法性需求，同时兼顾中医药国际传播的系统性建设，而且涉及与之密切相关的话语权、议题设置权等。

应促使更多的"一带一路"沿线国家认识到，中国与"一带一路"沿线国家之间正在积极开展的中医药合作，不但能够支持"一带一路"沿线国家医疗卫生事业的全面改善与提升，还能够有效支持"一带一路"沿线国家借助中医药合作强化其国家治理能力建设与国家发展环境改善。在共建"一带一路"框架下，中医药合作的落实不仅能够支持其医疗卫生事业，而且与医疗卫生事业相关的社会保障、医药产业乃至保健品行业均可以从中受益。

第三，中医药国际传播需要围绕"一带一路"建设高质量发展的态势，建构强大的国际传播战略攻势，同时支持中国与"一带一路"沿线国家之间形成以中医药合作为引领的系统性互动。对国际传播战略攻势的理解在于中医药国际传播不仅要致力于积极诠释中医药之于共建"一带一路"的重要意义，而且意在从中医药国际传播着手积极宣介中国的国家形象、展现中国的国家魅力等等。

随着中国与"一带一路"沿线国家中医药合作的走深走实，中医药国际合作与医疗卫生相应的关联，不仅将覆盖相应的产业链、供应链与价值链，而且也将可能在更深层次的文化互动中发挥积极作用。与中医药相关的教育培训、文化传播等领域，可以发挥更为有效的中医药国际传播作用。比如，认可中医药的受众会在文化领域更加认同中华文化。同时，中医药文化海外传播可以为中国文化走出去提供必要的支撑。

第三节 中医药国际传播的议题设置与话语建构

依循加强国际传播能力建设的现实，中医药国际传播的积极发展与优化落实意味着中医药国际传播应着力于必要的议题设置与话语建构。现有的围绕中医药国际传播的议题设置与话语建构更多地考虑到中医药全球推广的现实。但从当前中医药国际传播的基本动态分析，人类卫生健康共同体建设的推进主客观上需要中医药国际传播发挥更为积极的作为。结合具体需求与中医药全球推广的现实分析，在议题设置方面应依托加强和改进国际传播工作的现实，将中医药国际传播的相关议题融入其中的基础上给予更为充分的表达，达到战略传播效果。结合全球治理在医疗卫生事业相关领域的具体作为，要设置更为积极且有效的议题以争取更多国外受众的认可。在话语建构方面，应确立关于中医药国际传播的话语体系与话语优势，尤其是能够较为充分且全面地解读中医药在应对全球公共卫生危机中的定位与效果。

中医药国际传播的议题设置与话语建构是当前与未来优化中医药国际传播的核心进程，中医药全球推广的落实与完善中有必要认识到中医药国际传播所具有的重要意义。一方面，中医药国际传播的有效推进与否，将直接影响着中医药全球推广相关事项的合法性、有效性；另一方面，中医药国际传播的充分落实，能够为中医药全球推广落实明确的保障与支持。关于中医药国际传播的议题设置与话语建构，可以对标中医药高质量融入共建"一带一路"的部署，将议题设置与话语建构引导为中国与"一带一路"沿线国家之间的医疗卫生事业相关合作，给予必要的宣介与系统性传播。

"一带一路"建设的未来发展趋势中，中医药推广在"一带一路"建设框架下的作为在于重视统筹中医药战略性作用的基础上，更加有效地展示中医药的积极作用：首先，中医药能够有效支持参与合作的"一带一路"沿线国家，改善其医疗卫生事业的发展态势、强化其应对大规模疫病的能力；其次，中医药推广的落实能够为更多参与"一带一路"建设的国家塑造其政府的治理自信并争取公众的支持与认可；最后，按照中医药推广的效果巩固解读，"一带一路"建设能够夯实现有的发展基础。

按照中国政府关于中医药高质量融入共建"一带一路"建设的未来发展目标设定解读：展望2035年，中医药融入更多共建"一带一路"国家主流医学体系，在国际传统医学领域的话语权和影响力显著提升，在卫生健康、经济、科技、文化、生态等方面的多元价值充分发挥，中医药高质量融入共建"一带一路"格局基本形成[1]。中医药融入更多共建"一带一路"国家主流医学体系等目标设定构成中

---

[1] 国家中医药管理局 推进"一带一路"建设工作领导小组办公室关于印发《推进中医药高质量融入共建"一带一路"发展规划（2021—2025年）》的通知：国中医药国际发［2021］6号［A/OL］.（2022-01-15）［2022-08-01］.http://www.natcm.gov.cn/guohesi/zhengcewenjian/2022-01-15/24182.html.

医药战略性作用于共建"一带一路"的优势。同时，中医药高质量融入共建"一带一路"，意味着中国与更多"一带一路"沿线国家之间既有的合作实现有效升级与明确拓展，这也意味着从医疗卫生事业到医药产业再到相应的社会保障实现既有合作的充分升级。

从既有的中医药高质量融入共建"一带一路"的现实布局分析：2020年，中医药"一带一路"全方位合作新格局基本形成，国内政策支撑体系和国际协调机制逐步完善，以周边国家和重点国家为基础，与沿线国家合作建设30个中医药海外中心，颁布20项中医药国际标准，注册100种中药产品，建设50家中医药对外交流合作示范基地。中医药医疗与养生保健的价值被沿线民众广泛认可，更多沿线国家承认中医药的法律地位，中医药与沿线合作实现更大范围、更高水平、更深层次的大开放、大交流、大融合①。按照上述规划，应认识到随着中医药高质量融入共建"一带一路"的落实与完善，从中医药海外中心建设到中医药国际标准颁布，再到设置中医药对外交流合作示范基地建设，为中医药国际传播落实议题设置与话语建构提供了不可或缺的支持。

---

① 国家中医药管理局 国家发展和改革委员会关于印发《中医药"一带一路"发展规划（2016–2020年）》的通知［A/OL］.（2016–12–26）［2022–08–01］.https://www.yidaiyilu.gov.cn/wcm.files/upload/CMSydylgw/201703/201703200329031.pdf.

　　从议题设置的视角分析，中医药国际传播相关议题可以展现为中国积极支持"一带一路"沿线国家改善医疗卫生状态，进而促进医疗卫生事业发展。在关于共建"一带一路"舆情引导下，议题导向在于：第一，夯实中医药国际传播在共建"一带一路"国际舆论乃至战略态势中的合法性；第二，加强中医药国际传播在中国与"一带一路"沿线国家战略互动中的有效性，同时优化中医药在"一带一路"沿线国家的形象建设；第三，巩固中医药在"一带一路"沿线国家辐射性影响，尤其深化中医药对于"一带一路"沿线国家舆论走向的充分影响；第四，要着力化解"一带一路"沿线国家关于中医药的困惑；第五，对于美西方国家对中医药在共建"一带一路"舆情的障碍，有必要提供有效解决的作为。

　　结合共建"一带一路"的现实，具体议题的设置可以结合中医药国际传播案例给予诠释与优化。比如，推动更多国家媒体、公众充分认知中医药所具有的战略性作用；再如，可以有效优化其关于中医药应对新冠肺炎疫情的重要作用。同时，议题设置可以随着中国自身的发展、中医药的发展，致力于向"一带一路"沿线国家宣介中医药与说明中医药。

　　从话语建构的视角分析，中医药国际传播的话语可以通过中医药全球推广的基本实践、通过中医药管理机构与国际传播机构之间的协调与合作给予必要的明确。中医药国际传播的话语不仅要涉及国际传播相关工作中的中医药术语等使用，而且要涉及精准的翻译工作等等，在此基础上形成与中医药国际传播密切相关的战略传播架构。

结合中医药国际传播的相关现实分析，对照议题设置、话语建构，可以将关于中医药在"一带一路"沿线国家的宣介与说明，提升为推动"一带一路"沿线国家读懂中医药。读懂中医药可以将中医药国际传播话语建构的工作重点设定为"一带一路"沿线国家的医务人员；进而，可以将读懂中医药进一步提升为促进"一带一路"沿线国家从事中医药相关工作人员具有工作理念。

作为推动中医药国际传播乃至在"一带一路"建设框架下推动中医药国际传播相关主题的国家中医药管理局，按照《中医药文化传播行动实施方案（2021—2025年）》的通知中关于"推进中医药文化传播机制建设"的相关规划：定期开展中医药文化传播人才遴选培训，引导各中医药学术机构组织和专家学者等积极参与中医药文化传播工作，培养造就一支政治过硬、专业突出、求实创新的中医药文化传播工作队伍，构建能力突出、结构合理、梯次分明的人才体系[①]。根据上述内容，中医药文化传播人才的培养可

[①] 国家中医药管理局 中央宣传部 教育部 国家卫生健康委 国家广电总局关于印发《中医药文化传播行动实施方案（2021—2025年）》的通知：国中医药办发［2021］3号［A/OL］.（2021-07-07）［2022-08-01］.http://www.natcm.gov.cn/zhengcewenjian/2021-07-07/22232.html.

以进一步给予落实与优化。这一规划的基本设想在于积极优化中医药文化传播在国内的落实：从建立专门性的中医药文化传播的人才队伍着手，有效且积极地开展事关中医药的战略协调。上述规划如果能够得到落实，在主客观上将有助于在国内舆论中提升中医药自信；同时人才队伍建设也可以为中医药国际传播提供必要的支持。

依循中医药国际传播，尤其是共建"一带一路"框架下中医药国际传播的基本态势，国家中医药管理局的相关布局与实践在于实现中医药文化传播在国内落实的同时，将工作规划对标中医药国际传播。同时结合《"十四五"中医药发展规划》之于国家中医药管理局的"如何加快中医药开放发展"的规划落实与之存在密切相关的中医药国际传播实践。在本书中以中医药全球推广的现实性实践作为背景，结合"十四五"中医药发展规划的设想，对于中医药国际传播的未来发展落实建议。"如何加快中医药开放发展"中涉及的五项内容，中医药国际传播议题设置与话语建构的建议也应明确。

一是贯彻落实《推进中医药高质量融入共建"一带一路"发展规划（2021-2025年）》，不断拓展中医药"一带一路"全方位合作新格局，全面推进中医药高质量融入"一带一路"建设，实现更大范围、更高水平、更深层次的开放发展①。按照这一规划，应认识到在中医药全球推广的现实设想中中医药高质量融入共建"一带一路"正在发挥核心性的作用。究其原因在于共建"一带一路"能够为中医药全球推广搭建相当坚实的平台。

结合中医药高质量融入共建"一带一路"的现实，中医药国际传播议题设置与话语建构可以考虑到按照中国与"一带一路"沿线国家的现有共识出发制定符合共建"一带一路"发展需要的国际传播规划。建议在国家中医药管理局（或委托中国中医科学院）领导下开展促进共建"一带一路"框架下中医药国际传播的专项工作。

这一专项工作的具体内容涉及中医药国际传播专项规划的落实，通过上述建议设置的中医药国际传播专门机构（或者中医药管理机构与国际传播机构之间的工作机制），实施中医药国际传播的专项行动：一、设置中医药国际传播在"一带一路"沿线国家的专门议题与特定话语，积极宣介中医药的影响与优化现有的形象；二、围绕中医药在"一带一路"沿线国家推广的议题与话语，通过"一带一路"沿线国家的媒体开展中医药的专门性宣传；三、优化中医药在"一带一路"沿线国家的议题与话语，引导"一带一路"沿线国家关于中医药认知的舆论走向，等等。

---

① 国家中医药管理局解读《"十四五"中医药发展规划》［A/OL］.（2022-03-29）［2022-08-01］.http://www.natcm.gov.cn/zhengcewenjian/2022-03-29/25695.html.

二是实施中医药国际合作专项，以中医药海外中心和中医药国际合作基地建设为抓手，扩大中医药在共建"一带一路"国家中的推广与应用，加强标准引领，加强中医药文化海外传播与交流互鉴，开展高水平国际科技合作项目①。按照上述规划中涉及的中医药国际合作转型，应将中医药海外中心和中医药国际合作基地作为中医药国际传播议题设置与话语建构的平台，明确展现与中医药密切相关的标准、文化等；同时借助相应的交流，落实中医药国际传播的战略实践。

结合中医药国际合作专项相关的中医药海外中心和中医药国际合作基地建设，必要的文化传播与交流互鉴应重视中医药国际传播的作用。对此，有必要考虑在中医药国际合作专项的实施中，或者在项目初始阶段的设置中或者在项目实施的过程中，增设关于中医药国际传播的专项任务、专项经费，在条件允许的情况下可以考虑增设专门人员。

按照上述安排，中医药国际合作专项中的中医药国际传播议题设置与话语建构等，可以规划为积极支持这一专项合作的战略性部署：一、设置中医药国际传播关于国际专项合作的特定议题与专门话语，向对象国家开展全方位

---

① 国家中医药管理局解读《"十四五"中医药发展规划》[A/OL]. (2022-03-29) [2022-08-01].http://www.natcm.gov.cn/zhengcewenjian/2022-03-29/25695.html.

的关于中医药的宣介；二、借助上述特定议题与专门话语，针对在中医药海外中心和中医药国际合作基地从事专门工作、相关工作的他国人员开展专门性国际传播；三、在中医药国际合作专项的推进过程中，契合实际情况，在调整相关专项合作落实的过程中优化中医药国际传播的议题与话语。比如在中国—中东欧国家合作框架下中医药推广的现实中，中医药国际传播的议题与话语不仅要符合中东欧国家既有的国际舆论环境，而且更要符合在中东欧的现有的战略形势与国家发展需求。

三是深化中医药交流合作。通过政府间多、双边交流与合作，从传统医学政策法规、人员资质、产品注册、市场监管等方面着手，不断改善中医药海外发展的政策环境，鼓励社会力量采用市场化方式建设友好中医医院和中医药产业园等。加强与港澳台地区中医药交流合作，建设粤港澳大湾区中医药高地①。按照上述规划，中医药海外发展的逐步落实应考虑结合中医药国际传播的发展现实，积极推进议题与话语。比如关于粤港澳大湾区中医药高地建设，可以落实相关议题与话语，进而增强中医药在东南亚乃至整个东亚地区的影响。

结合中医药海外发展的现实，对于参与其中的社会力

---

① 国家中医药管理局解读《"十四五"中医药发展规划》[A/OL].（2022-03-29）[2022-08-01].http://www.natcm.gov.cn/zhengcewenjian/2022-03-29/25695.html.

量要重视相应的中医药国际传播的议题与话语。这些议题与话语的作用在于设置针对与友好中医医院和中医药产业园相关社会力量的专门性国际传播策略。

按照上述安排，与中医药海外发展等密切相关的中医药国际传播的议题设置与话语建构表现为：一、积极推动中医药海外发展的议题设置与话语建构；二、优化中医药海外发展的相关态势，尤其是优化与友好中医医院和中医药产业园的舆论环境构建，等等。

四是促进中医药产业发展，高质量建设国家中医药服务出口基地，推动中医药服务贸易做大做强，支持中医药企业开拓国际重点市场，支持中药类产品开展海外注册，组织好中国进出口商品交易会（广交会）、中国国际服务贸易交易会等大型交易会中医药相关活动①。按照上述规划，可以充分考虑借助中医药国际传播的议题设置与话语建构，强化中医药国际传播的整体态势。中医药产业、中医药服务贸易与中医药企业的发展等，为中医药国际传播的议题设置与话语建构提供了相当重要的来源与支持。

结合上述布局，中医药国际传播的议题设置与话语建构可以明确解读为在大型国际活动尤其是主场外交的相关场合等，契合中医药产业、中医药服务贸易与中医药企业

---

① 国家中医药管理局解读《"十四五"中医药发展规划》[A/OL].（2022-03-29）[2022-08-01].http://www.natcm.gov.cn/zhengcewenjian/2022-03-29/25695.html.

的需求开展专门性的工作。同时有必要指出的是，应确立
与上述进程相关的中医药国际传播议题设置与话语建构的
导向。

根据当前中医药全球推广的现实与国际形势的变化，
中医药国际传播议题设置与话语建构的相关定位在于围绕
中国在上述态势中的发展进程给予落实。比如在中国国际
服务贸易交易会与中医药相关的进程中，中医药国际传播
议题设置与话语建构的作用体现为：一、展现中医药在国
际服务贸易中具有重要作用的议题与话语；二、积极化解
国际服务贸易发展演变中对于中医药存在误解的议题与话
语；第三，对于美西方国家在国际服务贸易中的污蔑给予
有效应对的议题与话语。

五是积极推进中医药参与新冠肺炎等重大传染病防控
国际合作，加强相关专家团队和平台机制建设，充分发挥
上合组织、金砖国家等合作机制下的传统医药高级别论坛
机制的作用，加强交流互鉴，为有需求的国家提供支持，
持续推进在非洲和大洋洲等相关国家实施青蒿素控制疟疾
项目，助力构建人类卫生健康共同体[①]。按照上述态势，中
医药国际传播的议题设置与话语建构要重视国际组织合作
与相应的平台建设。同时，既要考虑中医药国际传播的议

---

① 国家中医药管理局解读《"十四五"中医药发展规划》[A/OL].（2022-
03-29）[2022-08-01].http://www.natcm.gov.cn/zhengcewenjian/2022-03-
29/25695.html.

题设置与话语建构，又要重视人类卫生健康共同体建设的相关导向。

结合中医药全球推广的现实，工作规划可以进一步落实为在上海合作组织、金砖国家等中国能够有效发挥战略性作用的平台中推动中医药的积极融入。在这一背景下，中医药国际传播议题设置与话语建构体现为在上述国际合作框架下积极推动更多国家达成积极参与中医药推广的共识。

对照中医药国际传播的发展态势，将围绕中医药应用的、中国能够有效发挥战略性作用国际合作框架下的中医药国际传播议题设置与话语建构解读为：一、明确中国在上述国际合作中具有主导性地位的议题与话语；二、强化中国对于上述国际合作中解释中医药运用的议题与话语；三、优化中国在上述国际合作中的议题与话语相关舆论环境。

结　论

中医药是中国与世界关系塑造中最为重要的进程之一。依托中医药在这一关系中的作用释放，中国在全球医疗卫生事业乃至相应的全球治理中能够渐趋健全大国责任、大国角色与大国作为。在中国与世界关系的建构中，中医药的作用正在不断得到充分的释放。

中医药国际传播是当前我国中医药管理工作中重要的核心工作之一；在加强和改进国际传播工作的整体布局中应充分考虑中医药国际传播的积极作为，并落实相对必要的战略协调。未来中医药国际传播的有效落实与不断改善，理应确立有效的中医药国际传播工作体系。结合未来的发展趋势解读，中医药国际传播的落实与优化不仅要重视中医药国际传播的战略性作用释放，而且要争取有效的国际传播战略性优势。